病人的十万个为什么

总主编◎熊利泽

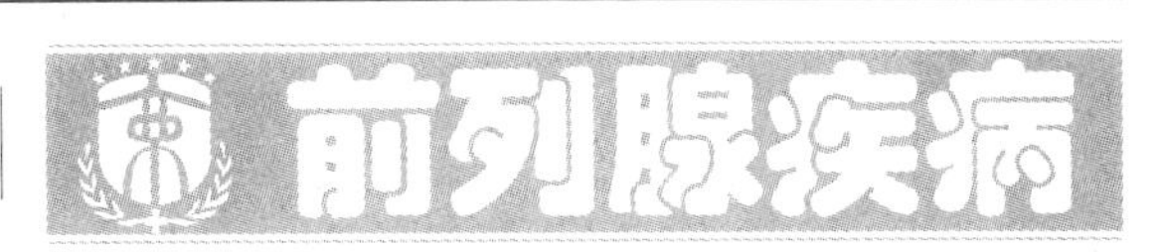

主　编　袁建林

第四军医大学出版社 · 西安

图书在版编目（CIP）数据

病人的十万个为什么．前列腺疾病/袁建林主编．—西安：第四军医大学出版社,2015.8

ISBN 978-7-5662-0817-0

Ⅰ.①病… Ⅱ.①袁… Ⅲ.①前列腺疾病-诊疗-问题解答 Ⅳ.①R697-44

中国版本图书馆 CIP 数据核字（2015）第 192208 号

bingren de shiwange weishenme · qianliexianjibing

病人的十万个为什么·前列腺疾病

出版人：富　明　　策　划：薛保勤　土丽艳　　责任编辑：汪　英　杨耀锦

出版发行：第四军医大学出版社

地址：西安市长乐西路 17 号　邮编：710032

电话：029-84776765　传真：029-84776764

网址：http://press.fmmu.edu.cn

制版：新纪元文化传播

印刷：陕西金和印务有限公司

版次：2015 年 8 月第 1 版　2015 年 8 月第 1 次印刷

开本：720×1020　1/16　印张：7.5　字数：100 千字

书号：ISBN 978-7-5662-0817-0/R·1617

定价：22.00 元

《病人的十万个为什么》

编 委 会

总 主 编　熊利泽

副总主编　扈国栋　富　明

编　　委　(按姓氏笔画排序)

王晓明　王海昌　师建国　刘文超

孙　新　孙世仁　李　锋　李志奎

吴开春　吴振彪　陈必良　陈协群

赵　钢　袁建林　郭树忠　凌　瑞

姬秋和　雷　伟　谭庆荣

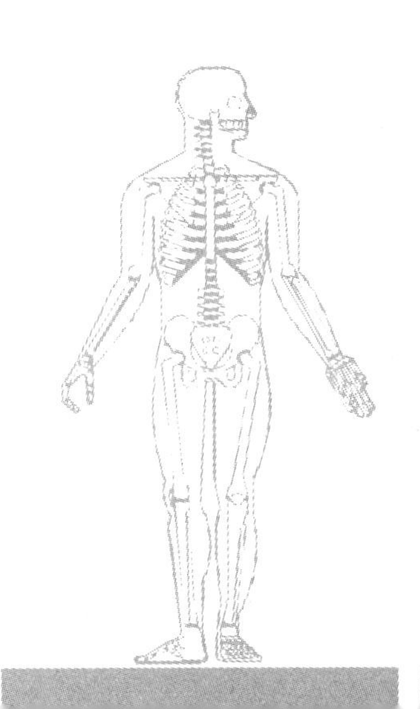

《病人的十万个为什么·前列腺疾病》

编 委 会

主　编　袁建林

副主编　秦卫军　秦　军

编　者　(按姓氏笔画排序)

于　磊　王福利　刘　飞　刘贺亮

杨　波　杨力军　杨晓剑　张　更

张运涛　邵　晨　武国军　孟　平

秦荣良

秘　书　朱　政

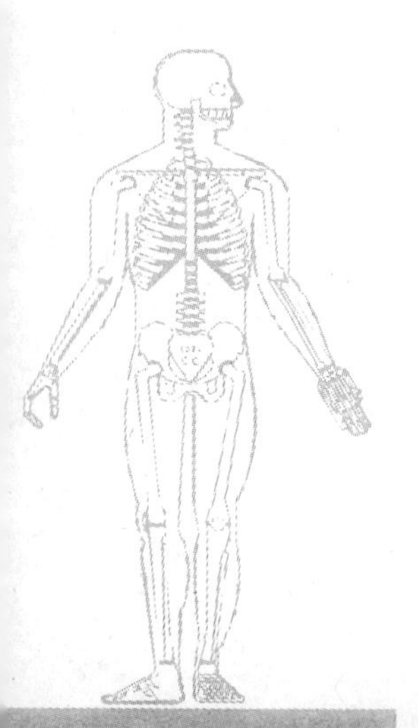

出版说明

改革开放以来，伴随着社会经济的发展、人民生活水平的提高和人口老龄化进程的加速，我国人群的疾病谱和死亡谱发生了重大变化，威胁健康的主要疾病由传染病逐渐演变为以高血压、心脑血管疾病、肿瘤、糖尿病等疾病为代表的慢性非传染性疾病，且已成为严重威胁国人健康的重要公共卫生问题。根据调查显示，人类疾病特别是慢性病的发生，大多是由于生活方式不当引起，如吸烟、过量饮酒、饮食结构变化对人体健康影响越来越明显。

越来越多的人已经意识到了医疗保健知识和心理健康知识的重要性，但人们往往在花费很多时间和精力的情况下仍然难以及时获得适合自己需要的知识，尤其是全面、系统、科学、通俗、易懂的知识。为此，第四军医大学出版社组织出版《病人的十万个为什么》医学科普图书。

《病人的十万个为什么》由第四军医大学西京医院熊利泽院长担任总主编，多个科室的主任、专家担任分册主编，多位专家、教授参与编写，并获得首届陕西出版资金资助。第一季（10分册）、第二季（6分册）聚焦专科，分别于2014年6月和2015年2月出版，获得读者的肯定。第三季针对病人及其家属对常见病、多发病更为深入的问题予以专业、详尽的解答。

希望《病人的十万个为什么》对您有帮助。

《病人的十万个为什么》

总 书 目

第一季

1.《病人的十万个为什么·肿瘤科》
2.《病人的十万个为什么·精神科》
3.《病人的十万个为什么·糖尿病》
4.《病人的十万个为什么·呼吸内科》
5.《病人的十万个为什么·神经内科》
6.《病人的十万个为什么·消化内科》
7.《病人的十万个为什么·肾脏内科》
8.《病人的十万个为什么·血液内科》
9.《病人的十万个为什么·临床免疫科》
10.《病人的十万个为什么·心血管内科》

第二季

11.《病人的十万个为什么·儿科疾病》
12.《病人的十万个为什么·妇产科疾病》
13.《病人的十万个为什么·脊柱外科疾病》
14.《病人的十万个为什么·整形与美容》
15.《病人的十万个为什么·老年病》
16.《病人的十万个为什么·中医科》

第三季

17.《病人的十万个为什么·哮喘》
18.《病人的十万个为什么·肺癌》
19.《病人的十万个为什么·冠心病》
20.《病人的十万个为什么·高血压》
21.《病人的十万个为什么·慢性肾病》
22.《病人的十万个为什么·前列腺疾病》
23.《病人的十万个为什么·乳腺疾病》
24.《病人的十万个为什么·肝炎》
25.《病人的十万个为什么·甲状腺疾病》
26.《病人的十万个为什么·骨质疏松症》

序

爱护从了解开始

薛保勤

人最应该了解的是自己，不仅是智力、情绪、情感，还有身体。我们常常这样说。常常，我们自觉不自觉地忽略了这一点。

你如果爱护自己，就从了解开始。准确地认识你的身体、了解你的身体，进而清醒地、科学地应对身体出现的大病小疾，这就是我们常说的大众医学生活常识。医学不应该是医生的专利。人是病的主体，病人也应该了解医学。人应该具备了解疾病的自觉并掌握预防和治疗疾病的基本常识。

大约正是基于此，我和第四军医大学出版社的同志们共同设计、策划了《病人的十万个为什么》。作为医学的门外汉，为本套书写序不合适；作为本套书的策划者之一，我又有写点什么的责任。一位社会医学管理专家曾告诉我：医疗信息的不对称、医疗知识的不对称、医疗常识的不对称，也是看病难、看病贵的重要原因之一。这话不无道理。可以这么说，疾病预防和治疗知识的普及，也是社会文明程度提高的标志之一。若如此，我们的医院就会大大减少“流量”，我们的医生就不需要花费大量的时间去为病人从基本的医疗常识讲起，我们的病人就会大大减少盲目问诊、盲目吃药，减少小病大医的“浪费”和大病误医的“风险”。这也是这套书出版的初衷。

我为这套书豪华的写作阵容而感动。他们都是我国医学界各学科的顶尖专家，他们在百忙中带领各自的团队完成了这套医疗科普图书。我曾在西京医院的会议室见到他们身着白大褂急匆匆地从手术室赶来参加图书启动仪式的场景，我为顶尖专家撰写医学科普类大众图书而感动。

这套书凝聚了数百位医学专家多年的心血。他们以丰富的临床经验，精准地聚焦病人的需求，清醒地指出病人面对疾病可能出现的各种问题，用简洁生动、循循善诱、通俗易懂的方式给予解答和帮助。书中列举的所有问题是出版社的同志们从数千位病人的问卷调查和临床表现中提炼出的，都是长期困扰病人的一些普遍性问题，有很强的针对性。

希望《病人的十万个为什么》成为您的良师益友。

前言

健康——医生与病人共同的追求

熊利泽

医生看病，大致遵循以下三个原则：一是最新的科学研究证据和临床专家所制定的诊断和治疗指南，二是医生自己的临床经验，三是病人及家属的意愿。此三方面，病人的意愿最容易受到忽视。因为在有限的交流时间内，医生更多的是从专业角度询问和诊治，常常忽略了病人的体验和感受。

然而，生命的进化是以亿万年为单位的，医学的发展尤其是西医的发展却只有短短的几百年。以人类在几百年时间所掌握的知识来解释和应对亿万年演进而来的生命，不但牵强，甚至有些苍白无力。医生的职责，如Trudeau医师的墓志铭所言：“有时是治愈；常常是帮助；总是去安慰。”因此，医生应该是在循证医学的指导下，帮助病人恢复健康。病人知道得越多，对医生以及疾病的治疗越有帮助。另一方面，随着经济发展和社会进步，人们的健康意识不断增强，对健康知识与信息的需求也逐渐增大。

但是，在信息大爆炸的背景之下，提供给病人的信息过于纷繁复杂，要么太过专业，让病人摸不着头脑；要么良莠不齐，误导了病人。

对于病人及其家属来说，咨询专业医生仍是获取准确医学信息最有效和最直接的途径。但是鉴于以下原因，往往收效甚微。

第一，门诊人数众多且时间有限，医生没有足够时间和每位病人充分沟通，无法解答病人的所有疑惑。

第二，多数病人缺乏医学背景，在短时间内无法理解和掌握专业的医学知识，最终仍在心中留有疑问。

通过一套通俗易懂的健康类图书，想病人所想，帮助病人了解更多关于疾病最直接、最有用的医学知识，这就是我们编写《病人的十万个为什么》的初衷。

医疗的目的就是保障人体健康，必须从治疗与预防这两方面介入，如果仅着眼于治疗而不重视预防，犹如按下葫芦还会浮起瓢。通过传统医学与预防医学和健康管理的互补，可以达到“上工治未病”的效果。只有使处于“医患共同体”中的医生意识到，应该在病人没得病的“未病”阶段，即负起让人免于患病的职责，才能从更广义的角度实现医生维护人类健康与长寿的使命。也许，这才是医院真正的职责所在。

作为连续数年在权威的中国最佳医院排行榜上名列前茅的医院之一，西京医院一直坚持自己的公益属性，即用最低的成本，为病人提供最优质的服务。我们还通过创新和培训，提高我们的服务能力；并通过对西京医院半个多世纪临床工作经验的总结，出版《西京临床工作手册》丛书，以期逐步建立具有西京特色、可以在全国推广的“西京规范”和“西京路径”。另一方面，我们充分利用自身资源，积极投身于“普及全民健康”事业。建立“西京医疗救助基金”，为贫困人群提供救助；开展“西京健康公益大讲堂”系列活动，向病人普及疾病治疗、预防和保健知识；另外，各个科室也不定期组织各种类型的“健康讲座”等活动。

这些活动虽然在普及健康知识方面取得了一定成效，但是传播范围有限，无法让更多的人获益，不得不说是一个缺憾。所以，当第四军医大学出版社提出编写《病人的十万个为什么》系列图书时，与我不谋而合，与西京医院的目标不谋而合。我深知这套医学普及图书的价值之重、意义之大，于是欣然接受！

为了编好这套书，我们与出版社共同设计了编写路径，着眼点并不仅仅是健康宣教，而是更加关注病人的体验。在编写工作开始前，组织问卷调查，广泛收集病人及家属最想要了解的关于疾病的问题，结合编写人员在多年临床工作中常被问及的问题和体验精选问题，经过修改、整理，最终确定问题，并开始编写。编写过程中，医生在答完问题后，请病人和家属阅读答案，反复修改至病人清楚明了。此外，我们还设计了“医生叮嘱”模块，对病人在就诊、用药和日常生活中须注意的事项给予细心的提醒。

《病人的十万个为什么》从第一季到第二季，再到如今的第三季，历时 4 年时间，我们始终坚持初心，希望打造一套病人和家属喜欢看，且看后对自身有帮助的防病、治病指导图书，解决他们的困惑，使其成为每个家庭的“保健医生”。

感谢所有参与编写的工作人员，感谢陕西出版资金的资助，更要特别感谢给予支持的病人及家属。在现今日趋老龄化、竞争及工作压力不断增强的社会状态下，如果本书对您的健康能够提供些许有益的启示，我们将备感荣幸。我们虽尽力而为，仍不免留有缺憾与瑕疵，希望广大读者能够提出宝贵意见，以便使《病人的十万个为什么》不断完善！

Contents 目录

前列腺炎

良性前列腺增生

前列腺癌

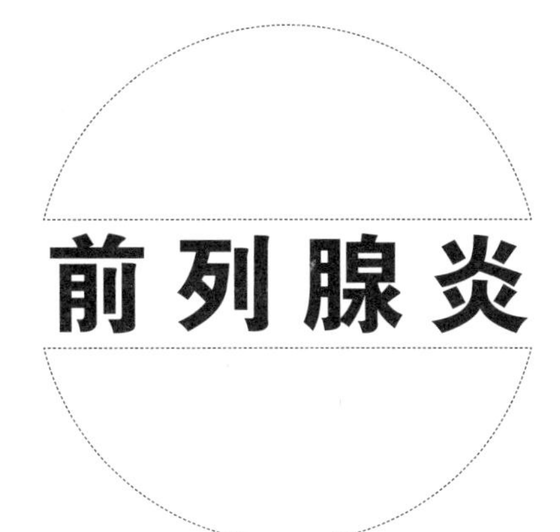

急性前列腺炎一般起病急，表现为高热、寒战伴有尿频、尿急、尿痛及会阴部疼痛。

慢性前列腺炎的临床表现呈多样性，症状轻重不一，不同病人可表现为：①尿路刺激症状，如不同程度的尿频、尿急、尿痛不适或灼烧感。②疼痛，如会阴部、阴囊和睾丸、耻骨上、下腹部、腰骶部、腹股沟部的持续钝痛。③性功能障碍，部分病人表现为早泄或者勃起功能障碍。④精神紧张，部分病人出现紧张、萎靡、情绪低落、头晕、失眠等。

2

本章问题由 邵晨 张运涛 张更等 医生回答

1. 前列腺位于身体的哪个部位？它的作用是什么？

前列腺为男性特有器官，位于会阴深部的盆腔之中、膀胱下方，尿路从中穿过。形如栗子，底朝上，与膀胱相贴。前列腺是具有分泌功能的性分泌腺，每日每位男性约分泌 2 毫升前列腺液。前列腺液是构成精液的重要成分。

2. 常见的前列腺疾病有哪些？

常见的前列腺疾病主要有急、慢性前列腺炎，良性前列腺增生，前列腺癌等。

3. 前列腺的解剖位置及结构有何特点？

前列腺位于膀胱与尿、生殖膈之间。前列腺底与膀胱颈、精囊腺和输精管壶腹相邻。前方为耻骨联合，后方为直肠壶腹。前列腺的成分有卵磷脂小体、白细胞、红细胞、淀粉颗粒、结石或精子、蛋白质。正常情况下红细胞偶见，在炎症时才出现，如按摩过重可引起红细胞数增加，甚至出现可见的出血。

前列腺表面由十分柔韧的包膜包裹覆盖，其外层由疏松的结缔组织和静脉构成，中层为纤维鞘，内层为肌层。前列腺的包膜形成了“屏障”，对前列腺有保护意义。包膜保护前列腺的同时，也使有治疗作

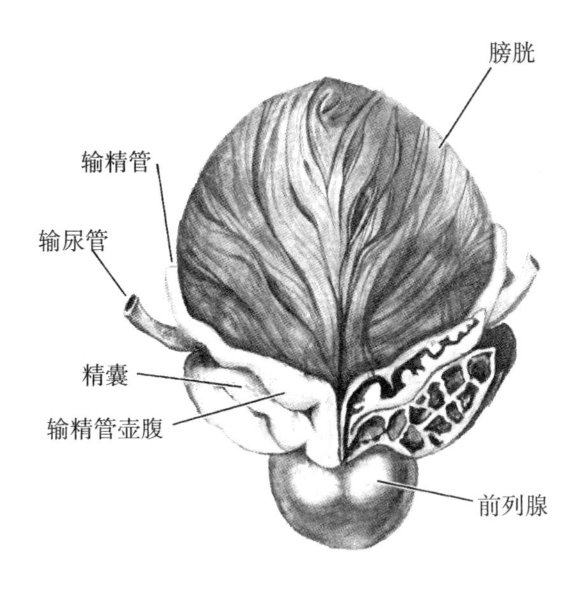

前列腺的解剖位置

用的药物难以进入腺体组织。前列腺分为 3 个部分，最大的部分为周边区，其次为中央区，两者占腺体的 95%，其余为移形区。周边区为前列腺癌最常发生的区域，而移形区则是前列腺增生发生的唯一部位。

4. 前列腺的生理功能有哪些?

（1）具有外分泌功能　前列腺是男性最大的附属性腺，亦属人体外分泌腺之一。它可分泌前列腺液，而前列腺液是精液的重要组成成分，因此前列腺对精子保有正常的功能具有重要作用，对生育非常重要。前列腺液的分泌受雄性激素的调控。

（2）具有内分泌功能　前列腺内含有丰富的 5α－还原酶，可将睾酮转化为更有生理活性的双氢睾酮。双氢睾酮在良性前列腺增生症的发病过程中起重要作用。通过阻断 5α－还原酶，可减少双氢睾酮的产生，从而使增生的前列腺组织萎缩。

（3）具有控制排尿的功能　前列腺包绕尿道，与膀胱颈贴近，构成了近端尿道壁，其环状平滑肌纤维围绕尿道前列腺部，参与构成尿道内括约肌。发生排尿冲动时，逼尿肌收缩、内括约肌松弛，使排尿顺利进行。

（4）具有运输功能　前列腺实质内有尿道和两条射精管穿过，当射精时，前列腺和精囊腺的肌肉收缩，可将输精管和精囊腺中的内容物经射精管压入后尿道，进而排出体外。

综上所述，前列腺有四项重要的功能，在人体内发挥了重要作用。

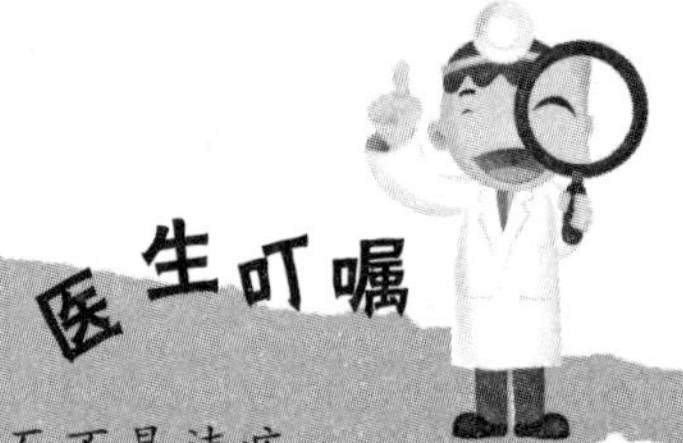

前列腺炎并非难言之隐，需要正确对待而不是讳疾忌医。及早治疗可以尽快控制病情，早日康复。

5. 为什么前列腺炎如此多见？

前列腺是“敏感脆弱”的疏松腺体组织，由于和尿道相通，容易受到来自尿道的细菌等病原体侵袭；同时，前列腺也是和血液相通的内分泌腺，对来自血液的酒精等刺激敏感；性活动可以使得前列腺长时间充血，也会致前列腺供氧不足，组织遭受损伤。有资料显示：有20% ~ 50% 的男性在一生中的某个时期会受到前列腺炎的影响。

6. 女性会患“前列腺炎”吗？

前列腺是男性生殖系统的附属性腺，女性虽然没有前列腺，但也有类似前列腺的腺体，这些腺体在胚胎时期与男性前列腺同源，同时也受内分泌的影响与控制。在成长过程中，大部分女性的前列腺组织都萎缩退化了，但残留在女性体内的腺体组织偶尔也会发生炎症，引发疾病，尤以 40 岁以上的女性多见。

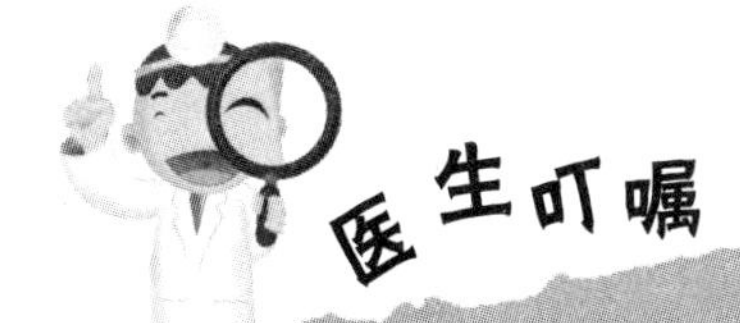

前列腺炎不是中年人的“专利”，临床上 20 多岁的年轻病人也不少见。如果年轻人身体不适切不可掉以轻心，需要予以重视。

7. 只有中年人才会患前列腺炎吗?

前列腺炎可发生在各个年龄段，以成年男性为最多。但是，青年男性罹患前列腺炎并不少见。

8. 从事哪些工作的人容易患前列腺炎?

（1）办公室白领、长途车司机等从事久坐职业者。

（2）接线员、军人等需要长时间不间断坚守岗位、可能长时间憋尿的职业者。

（3）自行车运动员、寒冷环境作业人员等是前列腺炎的高发人群。

此外，矿工、大学生发病率也处在较高水平，原因可能与不良生活习惯有关。

9. 哪些种族、族群的人容易患前列腺炎?

虽然不同种族、族群之间前列腺炎发病是有差异的，但是总体趋势相近，差异并不明显。

10. 前列腺炎是细菌感染引起的吗？

前列腺炎的发病机制中，有葡萄球菌、大肠埃希菌等细菌病原体的参与，亦有炎症、免疫、神经内分泌、精神心理等因素参与。前列腺炎的发病机制复杂，目前尚未能完全明确。病原体中除细菌外，寄生虫、真菌、病毒、滴虫、结核菌等也可能是重要的致病因素。

11. 引起性病性前列腺炎常见的致病菌有哪些？

前列腺炎的常见致病菌主要为衣原体、支原体，少数为淋球菌，偶为念珠菌、病毒和滴虫等。此外，性病性尿道炎可致泌尿道抵抗力下降，也可继发细菌性（葡萄球菌、大肠杆菌、肠球菌）前列腺炎。

12. 前列腺炎有哪些类型？是什么原因导致的？

在最新的分型中，前列腺炎被分为四型，其中Ⅰ型以细菌感染为主要发病机制，发病急，症状较重，相当于传统分型中的“急性细菌性前列腺炎”；Ⅱ型亦以细菌感染为主要发病机制，但人体自身免疫力相对于细菌毒力较强，症状相对Ⅰ型轻，病程长，迁延反复，相当于传统分型中的“慢性细菌性前列腺炎”；Ⅲ型表现与Ⅱ型相似，发病机制复杂、尚未完全明确，相当于传统分型中的“无菌性前列腺炎”；Ⅳ为无症状型前列腺炎，机制尚未明确。

前列腺炎的常见病因有：焦虑、不良习惯、腺管阻塞及细菌感染。

前列腺炎是男性常见病，

很多原因都会引发前列腺炎。

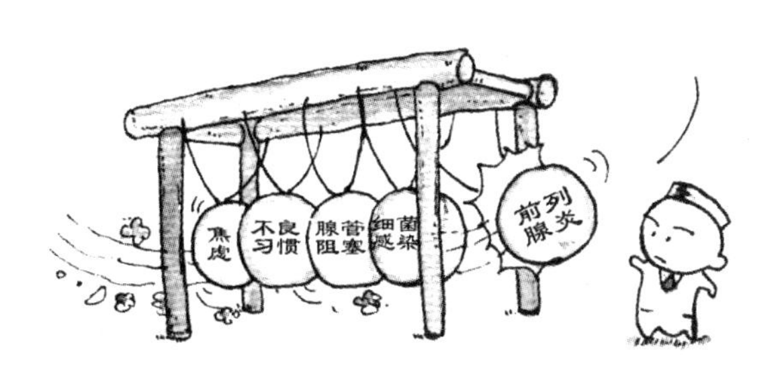

前列腺炎的常见病因

13. 工作、生活压力大和前列腺炎发病有关吗?

中青年男性长期超负荷工作，体育运动量少，免疫力低下，长期饮酒、熬夜，工作中久坐，心理负担重，焦虑、抑郁，这些因素均可成为诱发前列腺炎的危险因素。

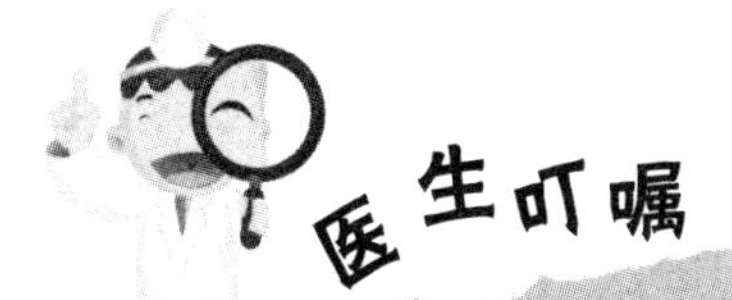

现代人生活节奏快、压力大、作息不规律，这就增加了前列腺癌的发病几率。我们建议病人规律作息，及时舒缓压力，这样做对于病情有益。

14. 前列腺炎和性生活频率过高有关吗?

诸多的研究认为，前列腺炎的发生与性生活频率高、有多个性伴侣、不洁性行为有关。然而，判定性生活频率过高的标准目前尚未统一。此外，性生活频率过低、无性行为，亦可能是前列腺炎发病的危险因素。

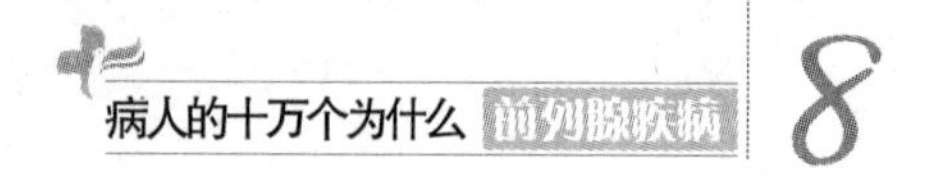

15. 患前列腺炎和配偶患妇科炎症有关吗？

细菌等病原微生物通过尿路上行感染是前列腺炎重要的发病原因，需要指出的是配偶患妇科炎症很可能使丈夫得前列腺炎。

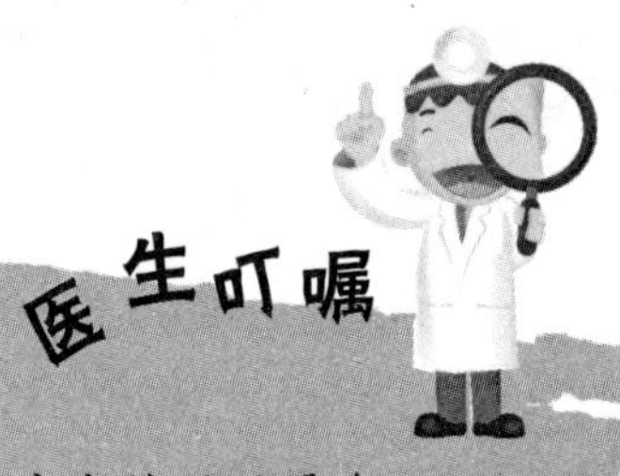

前列腺炎病情确诊后，夫妻进行性生活时应当使用避孕套。

16. 前列腺炎、前列腺增生和前列腺癌之间是什么关系？

就前列腺炎、前列腺增生和前列腺癌是否有关联，前列腺炎、前列腺增生症是否会增加患前列腺癌的风险等问题，学界仍有较大争议，目前尚无明确的结论和共识。

17. 前列腺炎的发生和气候环境、地域因素有关吗？

调查研究显示，处于高寒、高海拔、缺氧气候环境下的人群，患前列腺炎的风险高于其他地区。此外，冬季前列腺炎发病率高于其他季节。

18. 青少年手淫会导致前列腺炎吗？

目前，主流观点认为，青少年适度手淫无害。前列腺炎的发生与手淫频率过高有关，但是手淫频率过高如何判定，目前尚无明确标准。

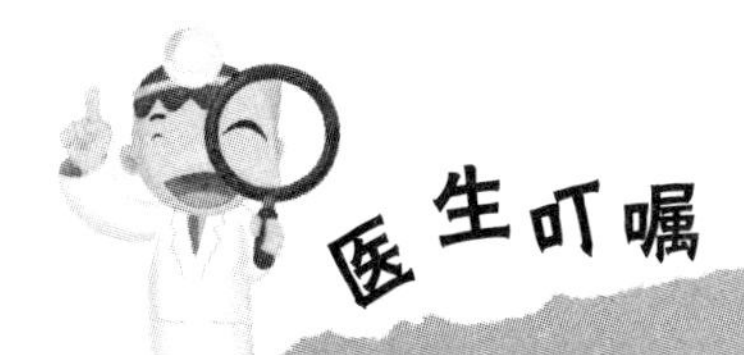

正确地对待手淫，不在焦虑、着急、压力大的情况下手淫，对于远离泌尿系统炎症有帮助。

19. 为什么久坐易诱发慢性前列腺炎?

久坐一方面可使血液循环变慢，尤其是会阴部的血液循环变慢，直接导致会阴及前列腺部慢性充血、瘀血；另一方面久坐可使局部的代谢产物堆积，前列腺腺管阻塞，导致慢性前列腺炎的发生。

20. 为什么喝酒易诱发慢性前列腺炎?

酒是一种有血管扩张作用的饮品，平时人们经常看到，有的人一喝酒就脸红，就是因为酒精扩张面部血管的结果。饮酒过量会加快血液循环，使盆腔和前列腺体充血、水肿；同时，因饮酒久坐而引起膀胱充盈，会更进一步加重充血，以致炎症加重。

酒精同样可以引起内脏器官充血，前列腺也不例外。由于一些青壮年人有长期饮酒，甚至酗酒的习惯，因此患慢性前列腺炎就不容易治愈，即使治愈也非常容易复发。除此之外，酒中的有害毒素积聚，可破坏人体的免疫系统，从而使人体的防御功能下降，细菌、病毒或其他微生物更容易入侵，引起感染或慢性前列腺炎的发作。因此，过量饮酒会危害男性的身心健康。

21. 哪些不良习惯易诱发前列腺炎？

久坐、长时间骑车、饮酒、吸烟等不良习惯易诱发前列腺炎。

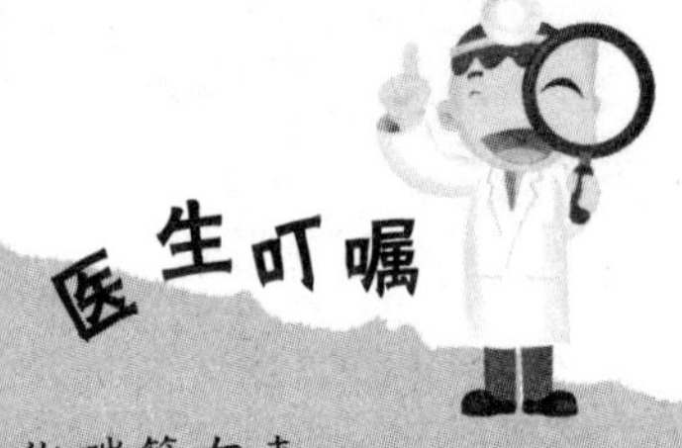

香烟中的烟碱、焦油、亚硝胺类、一氧化碳等有毒物质，不但可以直接毒害前列腺组织，而且能干扰支配血管的神经功能，影响前列腺的血液循环，也可以加重前列腺充血。

22. 精神、心理障碍会导致前列腺炎吗？

研究显示，内向、焦虑、抑郁、强迫型等心理障碍性格者易得前列腺炎，因此我们推测，焦虑、抑郁、强迫等心理障碍是前列腺炎的诱发因素之一。

23. 前列腺炎病人有哪些主要表现？

Ⅰ型前列腺炎常突然发病，表现为寒战、发热、疲乏无力等全身症状，伴有会阴部和耻骨上疼痛，甚至急性尿潴留。Ⅱ型前列腺炎和Ⅲ型前列腺炎临床症状相似，多有疼痛和排尿异常等。不论是哪一类型的慢性前列腺炎都可表现为相似临床症状，统称为前列腺炎症候群，包括盆骶疼痛、排尿异常和性功能障碍。盆骶疼痛表现极其复杂，疼痛一般位于耻骨上、腰骶部及会阴部，放射痛可表现为尿道、精索、

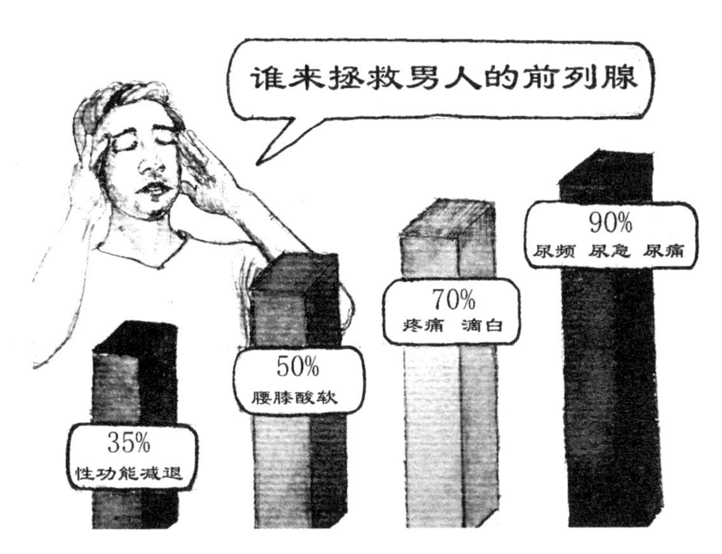

前列腺炎的临床表现

睾丸、腹股沟、腹内侧部疼痛，向腹部放射酷似急腹症，沿尿路放射酷似肾绞痛，往往导致误诊。排尿异常表现为尿频、尿急、尿痛、排尿不畅、尿线分叉、尿后沥滴、夜尿次数增多，尿后或大便时尿道流出乳白色分泌物等。偶尔并发性功能障碍，包括性欲减退、早泄、射精痛、勃起减弱及阳痿。

24. 性病性前列腺炎有什么表现?

性病性前列腺炎病人一般先有性乱史和急性性病尿道炎病史，经不正规治疗后，尿道症状缓解，但过一段时间后又出现许多新的症状。

（1）会阴部、双下腹部有腹胀感及疼痛，睾丸痛、腰酸背痛、龟头疼痛不适。

（2）排尿不畅、尿道灼热感、尿道口红、尿频、尿急、尿痛、尿后滴白，用力大便时尿道口有白色黏液样分泌物流出。

（3）遗精、早泄、阳痿、射精痛、无生育能力。

（4）头痛、头昏、失眠、乏力、精神萎靡等神经衰弱症状。

25. 前列腺炎和前列腺增生的区别是什么?

当许多中年男士感觉自己的前列腺部位出现疼痛，有尿急等情况时，往往第一反应都是认为自己是不是得了前列腺炎。然后就擅自服药进行治疗，却久久不见效果，甚至可能引发其他的并发症。孰不知前列腺炎和前列腺增生之间是有区别的。

首先，让我们了解一下前列腺炎的主要症状：

（1）疼痛　主要表现为前列腺炎病人自觉下腹部膀胱区、耻骨部位或会阴区疼痛或不适。有些病人表现为憋胀，还有的病人表现为睾丸不适或抽痛。

（2）性功能障碍　不同的前列腺炎病人有不同的性功能改变，程度也有所不同，但主要表现集中为两点，一是性欲下降，甚至无性需求；二是勃起功能减退，部分病人甚至发生勃起功能障碍。

（3）全身不适　一般表现为突然发热、寒战、乏力、食欲不振、恶心、呕吐，突然发病时，全身症状可掩盖局部症状。此外，泌尿系统也有明显刺激症状，如出现尿频、尿急、尿道灼痛、尿滴沥和脓性尿道分泌物。

其次，我们再来分析一下前列腺增生的症状。老年男性朋友出现以下症状，要高度考虑前列腺增生。

（1）尿频　夜尿次数增多更有临床意义。一般来说，夜尿次数的多少往往与前列腺肥大严重的程度平行。原来不起夜的老人出现夜间1～2次的排尿，常常反映早期梗阻的来临。

（2）尿潴留　前列腺肥大较重的晚期病人，梗阻严重时可因受凉、饮酒、憋尿时间过长或感染等原因导致尿液无法排出而发生急性尿潴留。

（3）血尿　黏膜面血管扩张甚至破裂，发生出血，表现为血尿。

了解完前列腺炎和前列腺增生的区别，想必对自身情况有所疑虑的病人朋友多少已经能够分清了。希望病人们能够尽早到医院进行详细的诊断，避免误诊而延误治疗。

26. 前列腺炎的危害有哪些?

（1）导致阳痿、早泄。

（2）严重影响工作和生活。

（3）影响生育，可导致不育。

（4）导致慢性肾炎，甚至发展为尿毒症。

（5）导致内分泌失调，引起精神异常。

27. 慢性前列腺炎引起的并发症有哪些?

慢性前列腺炎引起的并发症有以下几种：

（1）慢性精囊炎　是慢性前列腺炎最多见的并发症。在慢性病程中，二者常同时存在，互相影响。

（2）阳痿　是慢性前列腺炎的常见并发症。

（3）后尿道炎　慢性前列腺炎多合并后尿道炎，尤其是由泌尿系感染所致的前列腺炎。

（4）附睾炎　慢性前列腺炎也常并发附睾炎。

（5）各种类型的膀胱炎　当前列腺的慢性炎症扩散到膀胱，出现明显的尿路刺激症状，乃为各型膀胱炎所致。

（6）膀胱颈部硬化症　此类并发症比较少见。

（7）变态反应性疾病　慢性病灶长期潜伏于体内，成为致敏原，引起各种类型的变态反应性疾病，如关节炎、肌炎、虹膜炎、神经炎等。

28. 急性前列腺炎引起的并发症有哪些?

急性前列腺炎引起的并发症有以下几种：

（1）急性尿潴留　急性前列腺炎引起局部充血、肿胀，压迫尿道，以致排尿困难，或造成急性尿潴留。

（2）急性精囊炎、附睾炎及输精管炎　前列腺的急性炎症很容易扩散至精囊，引起急性精囊炎。同时细菌可逆行经淋巴管进入输精管的壁层及外鞘，导致附睾炎。

（3）精索淋巴结肿大或有触痛　前列腺与精索淋巴在骨盆中有交通支，急性前列腺炎时波及精索，引起精索淋巴结肿大且伴有触痛。

（4）性功能障碍　急性炎症期，前列腺充血、水肿或有小脓肿形成，可有射精痛、勃起痛、性欲减退、性交痛、阳痿、血精等。

（5）其他　急性前列腺炎严重时可伴有腹股沟牵涉痛，严重者可有肾绞痛。

29. 慢性前列腺炎是否影响生育能力?

临床上发现不少患慢性前列腺炎多年，在显微镜下经常可见前列腺液内满视野脓细胞的男性，其生育能力并没有受到影响。严重的慢性前列腺炎可能会引起部分男性不育。这可能与下列因素有关：

（1）患前列腺炎时，前列腺液的分泌量减少，以致精液量也减少，不利于精子的生存和活动。此外，由于前列腺液的活性下降，凝固因子增高，使精液排出体外后呈胶冻状，从而延缓了精液的液化时间，也妨碍了精子的正常活动。这些因素均可影响男性生育。在部分不育症病人中，慢性前列腺炎是个很重要的原因。

（2）患前列腺炎时，精液的酸碱度常会下降，精液偏酸。当精液酸碱度下降至精子生存最低要求的 pH 6 ~ 6.5 时，精子便会夭折，不利于生殖过程的正常进行，从而影响生育能力。

（3）患慢性前列腺炎时，前列腺液中常有大量的细菌、细菌毒素和炎性分泌物。这些有害物质能够消耗精液中的营养成分和氧气，从而影响精子的存活，造成男性不育。

慢性前列腺炎与生育能力的关系，尚未完全阐明。但是必须指出，多数患有慢性前列腺炎的男子尽管炎症不轻，但生育能力还是良好的，性功能也可以正常，而且，慢性前列腺炎是有希望治愈的，患慢性前列腺炎的青年不要过分担心。

30. 前列腺炎会导致精神、心理障碍吗？

前列腺炎，尤其是慢性前列腺炎病人容易出现抑郁、焦虑、偏执等心理障碍，分析原因可能与前列腺炎病程长、病情反复，部分病人治疗效果不甚理想，部分病人自觉症状明显，影响工作、生活、睡眠等有关。

31. 前列腺炎为什么会影响性功能？

（1）神经因素　前列腺炎可以改变局部神经的兴奋性，导致其敏感度增加而出现早泄或遗精，也可能使其兴奋性降低而出现射精延缓或不射精。

（2）解剖因素　前列腺炎可以引起盆腔区域的疼痛及尿道刺激征，而不少病人在性生活后自认为局部症状加重，而拒绝性生活；前列腺炎可引起精阜周围炎，导致部分病人出现射精痛，不敢过性生活。

（3）心理因素　前列腺炎最有可能导致多种性功能障碍的因素，就是心理因素。病人对前列腺炎的过度关注会出现心理障碍，如抑郁、焦虑、恐惧会导致病人毫无“性趣”，出现性欲低下、勃起功能障碍；担心前列腺炎会传染爱人，不敢过性生活；认为前列腺炎应该禁欲而拒绝性生活；长期的紧张状态还会使睾酮、肾上腺皮质激素、多巴胺等几种动情物质减少而导致性功能障碍。

严格地说，前列腺炎不会影响睾丸的分泌功能，也不会对阴茎的血管及神经造成损伤，它对性功能的影响更多的是神经精神因素，而这种影响在前列腺炎控制后，完全可以通过自我调节而恢复正常。

32. 前列腺炎并发精囊炎有什么危害?

（1）导致性功能障碍　精囊炎的发作会导致血精，出现性交疼痛，引起性功能障碍等一系列的症状。

（2）导致不育　精囊分泌物会逐渐地减少，直接影响精子的活力，导致精子的数量减少，从而导致不育。

（3）继发感染　精囊炎会直接牵引其他相邻部位的感染，引起并发症。

33. 为什么前列腺炎的诊断非常重要?

不是所有的尿痛、尿急、小腹胀痛都是前列腺炎。有时尿道炎、膀胱炎、包皮龟头炎，甚至主观臆想都能使人产生相似的症状，切勿乱投医，被误诊为前列腺炎后不可自拔。

34. 诊断前列腺炎要做哪些检查?

根据病人的临床表现，容易诊断前列腺炎，当医生对诊断有不明确之处，或为了给治疗疗效提供参考指标时，可能要做一些检查。下面就针对医院检查前列腺炎的项目进行介绍。

（1）肛指检查　是前列腺炎的常规检查。指检时，前列腺大小不等，表面不规则，部分腺体变硬或有小的硬结，大多数有轻度压痛。

（2）前列腺液检查　一次检查的阴性结果，不能轻易排除本病；而阳性结果一般能做出慢性前列腺炎的诊断。

（3）细菌学检查　有助于诊断和治疗。阳性结果即可诊断为细菌性慢性前列腺炎。

（4）前列腺穿刺活体组织检查

（5）超声波检查　在部分慢性前列腺炎病人中，因局部渗出、纤维化、粘连而使包膜反射不光滑，严重时包膜界限不清；腺体形态规则，左右对称，内部可见局限性反射减少等。本项检查可供临床参考。

（6）免疫测定

医生叮嘱

如果出现排尿不适，请尽早去正规医院就医，以免延误病情。

35. 前列腺炎病人有排尿困难、尿等待、尿滴沥等不适，该怎么办？

如果年龄在 40 岁以下，多考虑前列腺炎，主要针对前列腺炎进行诊断和治疗；如果年龄在 40 岁以上，就有患前列腺炎、前列腺增生、前列腺癌的可能。

36. 前列腺炎实验室检查项目包括哪些？

前列腺炎的实验室检查项目包括：前列腺液常规检查、尿常规分析及尿沉渣检查、细菌学检查、衣原体及支原体检查、真菌病毒检查、精液常规检查。

37. 什么是前列腺液？

前列腺液是前列腺的分泌物。正常情况下较为稀薄，呈无色或淡乳白色液体，有蛋白光泽，呈弱酸性，pH 值为 6 ~ 7。炎症严重时分泌物可变浓厚，色泽变黄或呈淡红色混浊，或含絮状物，并黏丝。

38. 前列腺液有哪些生理功能?

（1）促进受精卵的形成。

（2）激发精子的活力。

（3）促进精液的液化。

（4）提高精子的成活率。

（5）维持泌尿生殖系统的卫生。

39. 前列腺液与精液有什么关系?

前列腺液是精液的组成成分，占精液的15% ~ 30%。正常人射精量为2 ~ 6毫升，平均3毫升，其中前列腺液有1毫升左右。前列腺液中的营养物质为精子提供了养分。前列腺液是弱碱性的，有助于降低阴道酸性。另外，前列腺液中有一种叫作液化因子的物质，可以促进精液液化。

40. 检查前列腺液应注意什么?

正常前列腺液镜下可见大量卵磷脂小体，分布均匀，白细胞0 ~ 2/HPF，可见少量来自前列腺的上皮细胞和尿道上皮细胞，有时可见淀粉样小体，老年人较多见，偶可见精子。前列腺液为黏稠乳白色半透明的稀薄液体，是精液的组成成分之一。前列腺常规检查一般指前列腺外观和做显微镜检查，前列腺液显微镜检查主要目的是看有无细胞、磷脂小体数量和滴虫、精子、肿瘤细胞（需染色检查）、淀粉样小体以及有无细菌。

41. 前列腺液异常有什么意义?

临床意义：当前列腺轻度炎症时，前列腺液外观无明显改变；炎症较重时可见不同程度的脓性或脓血性，前列腺液脓稠，色黄，混浊或含絮状物。前列腺癌时，前列腺液常显不同程度的血性。轻度前列腺炎时镜检可见白细胞增多，常超过 10/HPF，可成堆出现；上皮细胞增多，卵磷脂小体减少；炎症较重时镜下可见大量白细胞及上皮细胞，还可见到不同数量的红细胞，卵磷脂小体明显减少；当精囊炎、前列腺癌时，前列腺液中可见大量红细胞；滴虫性前列腺炎时可见滴虫。

42. 前列腺液中的卵磷脂小体是什么?

卵磷脂和白细胞是前列腺液检查中两个主要的检查方面。在临床上，卵磷脂小体的减少很可能是前列腺炎（由于巨噬细胞吞噬大量脂类）的表现，当卵磷脂小体少于正常值的 50% 时，对诊断前列腺炎有重要的参考价值。

43. 前列腺液中的白细胞或脓球有什么意义?

白细胞和卵磷脂（又称磷脂酰胆碱）是前列腺液检查中两个主要的方面。要判断是不是前列腺炎，在前列腺液中除了检查卵磷脂，还需检查白细胞的数量。显微镜下白细胞数大于 10/HPF，或者虽少于 10/HPF，但有成堆的白细胞，均属于不正常。若同时伴有卵磷脂小体减少（少于正常值的 50%），即可诊断慢性前列腺炎。

44. 检查前列腺液为什么常常要检查尿液常规?

做尿常规及尿沉渣检查，是为了排除尿路感染。

45. 采集前列腺液时应注意什么?

采集前列腺液前要禁欲 3 ~ 7 日。因为前列腺液是精液的主要组成成分，如果采集前有性行为的话可能会使采集失败。另外，排精及情绪兴奋时可使前列腺液的白细胞计数增高，从而影响诊断。但如禁欲超过 7 日，前列腺液会有白细胞积聚，同样会造成炎症的假象。

医生叮嘱

有的前列腺炎病人不能改变原有的不良生活习惯，往往使治疗时间延长，治疗效果减弱。在治疗期间应当遵循医嘱，才能够达到满意的疗效。

46. 为什么人们对前列腺炎的认识有很多误区？

由于缺乏前列腺和前列腺炎的正确知识，病人担心前列腺炎会造成性功能障碍、前列腺增生、前列腺癌、肾衰竭、不育、性传播疾病。恐惧是造成前列腺炎病人焦虑和紧张的最大原因。不良宣传夸大前列腺炎的危害，过度渲染前列腺炎如何难治，并且错误地把所有男科疾病与前列腺炎捆绑在一起，为一些商业目的而进行欺骗。病人的困惑是缺乏正确的交流途径，如目前的很多媒体未加严格审查就把一些错误的知识以专栏、讲座或广告的形式发布出去，当病人需要了解这方面的知识时，却无法辨别真伪。

47. 为什么前列腺炎这么难治？

我们经常看到这样一种病人，一到医院就心急火燎地要求医生给自己治“前列腺炎”，甚至急得跪下来磕头的都有。一问症状，都是尿痛、记忆力减退、乏力等，因为“和广告上说的一样”，是得到前列腺炎。因此他们背上了沉重的心理负担。事实上，前列腺属于比较敏感的器官，当我们劳累、吃了较多辛辣食物、心理压力过大和性行为频繁时都可能造成尿频、尿痛和会阴、小腹、腰骶、阴囊等部位的疲劳反应，这就像休息不好会头疼一样，经过调整或简单的对症处理是完全可以恢复的。

前列腺炎三分是生理上的病，七分是心病；重症病人一分是生理上的病，九分是心病。前列腺炎病人主要存在几个误区：感觉放大，进入恶性循环不能自拔；过度担忧，使不适感更加明显；把正常生理反应误认为是前列腺问题。因此，病人总感觉很长时间不能治愈。

48. 为什么前列腺炎总是好得很慢?

前列腺炎除存在感染外，同时还是一种生活方式病，如果单纯依赖药物治疗，很难在短时间内痊愈。因此，在药物治疗的同时还应该注意大量饮水，避免久坐，戒烟、戒酒，避免摄入辛辣刺激食物，保持运动习惯，多吃蔬菜、水果。

49. 为什么说前列腺炎是一种很容易控制的常见病?

一组美国国立卫生研究院的研究数据显示：在前列腺炎的各种治疗方法中，有效率由高到低依次是抗生素、α 受体拮抗剂、消炎药、止痛药、生物反馈、微波和射频、理疗、手术。通过这个排序很容易看出，治疗前列腺炎，普通药物是最有效的，那些所谓的“高科技”的治疗手段反而并不是最佳选择。

只要保持规律生活，不酗酒、抽烟，注意锻炼身体，才能很好地预防和抵抗这种病。35 岁以后的慢性前列腺炎属于退行性病变，虽然症状很容易缓解，也没有大的影响，但不易根治。因此，千万不能轻信有些医院打出的“根治”招牌。另外，患了前列腺疾病，不要相信一些小广告上的话，要先去正规大医院检查。

50. 为什么治疗前列腺炎一定要到正规医院?

一些医疗机构在面对前列腺炎病人时，利用其保护自己隐私的心理，采用很多夸张的治疗方法。有些年轻病人，还没结婚，到某些医疗机构去就诊，院方直接采用尿道内局部治疗，结果烧得尿道里全是疤，连排精都不行了，真的导致了“不育”。有的医院把前列腺体内治疗、高频电磁热疗作为卖点，在广告中大肆宣传。使用创伤性治疗手段、过度使用药物，不但对病人的健康无益，而且加大了他们的经济负担。因此，患病不可怕，接受了错误或过度的治疗才是最可怕的。

51. 都是前列腺炎，为什么用药方法不一样?

根据病因和临床表现，前列腺炎有明确的分型。根据分型标准，Ⅰ型主要是采用广谱抗生素，对症治疗和支持治疗。Ⅱ型推荐以口服抗生素为主，选择敏感性药物，疗程为 4 ～ 6 周，期间应对病人进行疗效阶段性评价。Ⅲ型可先口服抗生素 2 ～ 4 周，再评估疗效。同时辅以非甾体抗炎药、α 受体拮抗剂、M 受体拮抗剂等改善排尿症状和疼痛。Ⅳ型无需治疗。

52. 治疗前列腺炎为什么还要用其他辅助药物?

非甾体抗炎药可以缓解前列腺炎引起的疼痛和不适，一般使用消炎痛内服或栓剂。中药使用消炎、清热、解毒、软坚药物亦可收到一定效果。别嘌醇能降低全身及前列腺液中的尿酸浓度，理论上它作为自由基清除剂，还可清除活性氧成分，减轻炎症，缓解疼痛。

53. 为什么介入治疗对前列腺炎没有效果?

由于前列腺结构的原因，多数抗生素摄入后分布到前列腺组织的浓度不高，使得前列腺炎看起来很难治疗，于是产生一种将药物直接注入前列腺组织内的方法，看起来可以使药物作用更直接、更有效。而事实上，这种做法不但缺乏科学依据，而且时间效果不可靠。

前列腺炎反复发作时，前列腺腺管引流不畅，前列腺囊泡周围的纤维组织增生，降低了前列腺腺泡和腺管的通透性，使药物无法弥散至腺管和腺泡。前列腺组织呈分叶状，慢性前列腺炎一般是局灶性的，即炎症仅局限在某一部位，不会是整个腺体呈弥漫性炎症。在进行前列腺炎注射给药时，缺乏定位依据，盲目性很大，不会起到理想的治疗效果。

54. 为什么吃了那么多抗生素，前列腺炎还是不见好?

前列腺炎并不都是由细菌感染引起的。实际上，90% 以上的慢性前列腺炎与细菌感染无关。因此，绝大多数前列腺炎病人，不应该长期、大量使用抗生素。抗生素不是治疗前列腺炎的主要手段，有些情况下使用抗生素甚至是错误的。临床实践证明，对细菌性前列腺炎单独使用抗生素难以获得满意疗效。此外，长久使用抗生素不仅给病人造成了巨大的经济负担，甚至可诱发肝、肾损伤或双重感染，往往使得病情进一步加重。

55. 什么样的前列腺炎病人需要使用抗生素治疗?

目前，在治疗前列腺炎的临床实践中，最常用的一线药物是抗生素，但是只有约 5% 的慢性前列腺炎病人有明确的细菌感染。

Ⅱ型：根据细菌培养结果和药物穿透前列腺的能力选择抗生素。药物穿透前列腺的能力取决于其离子化程度、脂溶性、蛋白结合率、相对分子质量及分子结构等。推荐可供选择的抗生素有氟喹诺酮类（如环丙沙星、左氧氟沙星）、大环内酯类（阿奇霉素和克拉霉素等）（LE：2b）、四环素类（如米诺环素等）（LE：3）和磺胺类（如复方磺胺甲噁唑）等药物。

前列腺炎确诊后，抗生素治疗疗程为 4 ~ 6 周，期间应对病人进行阶段性的疗效评价。疗效不满意者，可改用其他敏感抗生素。

Ⅲ A 型：抗生素治疗大多为经验性治疗，理论基础是推测某些常规培养阴性的病原体导致了该型炎症的发生。因此，推荐先口服氟喹诺酮等抗生素 2 ~ 4 周，然后根据疗效反馈决定是否继续抗生素治疗（LE：1a）。只有当病人的临床症状确有减轻时，才建议继续应用抗生素。推荐的总疗程为 4 ~ 6 周。部分此型病人可能存在沙眼衣原体、解脲脲原体或人型支原体等细胞内病原体感染，可以口服四环素类或大环内酯类等抗生素治疗。

56. 为什么急性期的前列腺炎要用抗生素治疗?

导致高热至 39℃ ~ 40℃的前列腺炎多数为急性细菌性前列腺炎，病人主要症状为尿频、尿痛，我们最主要的治疗就是及时应用抗生素。因为当时有细菌，从尿里面可以查出来，从而针对具体细菌有针对性地用药，很快就好了。这时候就不能什么方法都用，比如前列腺按摩，也许一按摩，细菌反而被挤到血液里面，向其他部位扩散等。更不宜做尿道里面的处理等。但是，做局部热敷是可以的，因为这主要是针对疾病的细菌进行治疗的。

57. 什么样的前列腺炎病人不需要使用抗生素治疗?

Ⅲ B 型前列腺炎不推荐使用抗生素治疗。

58. 对于前列腺炎病人而言，使用 α 受体拮抗剂有什么作用?

α 受体拮抗剂能松弛前列腺和膀胱等部位的平滑肌而改善下尿路症状和疼痛，因而成为治疗Ⅱ型、Ⅲ型前列腺炎的基本药物。

59. 常用的 α 受体拮抗剂有哪些?

可根据病人的情况选择不同的 α 受体拮抗剂。推荐使用的 α 受体拮抗剂主要有多沙唑嗪（doxazosin）、萘哌地尔（naftopidil）、坦索罗辛（tamsulosin）、特拉唑嗪（terazosin）和赛洛多辛（silodosin）等，对照研究结果显示上述药物对病人的排尿症状、疼痛及生活质量指数等有不同程度的改善。萘哌地尔对改善勃起功能有益。治疗中应注意该类药物导致的眩晕和体位性低血压等不良反应。研究提示，α 受体拮抗剂可能对未治疗过或新诊断的前列腺炎病人疗效优于慢性、难治性病人，较长程（12 ~ 24 周）治疗效果可能优予较短程治疗。

60. 使用 α 受体拮抗剂治疗需要坚持多长时间?

α 受体拮抗剂的疗程应在 12 周以上。α 受体拮抗剂可与抗生素合用治疗Ⅲ A 型前列腺炎，合用疗程应在 6 周以上。

61. 植物制剂在前列腺炎治疗中的应用情况如何?

推荐使用的植物制剂为Ⅱ型和Ⅲ型前列腺炎的治疗药物（LE：1a）。植物制剂主要指花粉类制剂与植物提取物，其药理作用较为广泛，如非特异性抗炎、抗水肿、促进膀胱逼尿肌收缩与尿道平滑肌松弛等作用。

62. 常用于治疗前列腺炎的植物制剂有哪些?

普适泰、沙巴棕及其浸膏等。由于品种较多，其用法用量需依据病人的具体病情而定，通常疗程以月为单位。不良反应较小。

63. 植物制剂在前列腺炎治疗中的研究进展如何?

最近完成的一项多中心、随机、双盲、安慰剂对照研究结果显示，普适泰可显著减轻Ⅲ A 型前列腺炎病人的疼痛症状，提高生活质量。另一研究显示，与安慰剂比较，普适泰长期（6 个月）治疗可以显著减轻Ⅲ型前列腺炎病人的疼痛和排尿症状。普适泰与左氧氟沙星合用治疗Ⅲ A 型前列腺炎效果显著优于左氧氟沙星单一治疗。

64. 非甾体抗炎药在前列腺炎中的应用情况如何?

非甾体抗炎镇痛药是治疗Ⅲ型前列腺炎相关症状的经验性用药。其主要目的是缓解疼痛和不适。迄今已有数项随机、安慰剂对照研究评价此类药物的疗效。临床对照研究证实，塞来昔布对改善Ⅲ A 型前列腺炎病人的疼痛等症状有效。

65. M 受体拮抗剂对治疗前列腺炎有什么作用?

对伴有膀胱过度活动症（overactive bladder，OAB）表现如尿急、尿频和夜尿，但无尿路梗阻的前列腺炎病人，可以使用 M 受体拮抗剂（如托特罗定等）治疗。M 受体拮抗剂治疗前列腺炎可获得满意的疗效。

66. 为什么有的前列腺炎病人需要使用抗抑郁药和抗焦虑药?

对合并抑郁、焦虑等心境障碍的慢性前列腺炎病人，在治疗前列腺炎的同时，可选择使用抗抑郁药及抗焦虑药治疗。这些药物既可以改善病人心境障碍症状，又可缓解排尿异常与疼痛等躯体症状。应用时必须注意这些药物的处方规定和不良反应。可选择的抗抑郁药及抗

焦虑药主要有选择性5-羟色胺再摄取抑制剂、三环类抗抑郁剂和苯二氮䓬类等药物。

67. 前列腺按摩对于治疗前列腺炎有帮助吗?

前列腺按摩是传统的治疗前列腺炎的方法之一。研究显示，适当的前列腺按摩可促进前列腺管排空并增加局部药物浓度，进而缓解慢性前列腺炎病人的症状，故推荐为Ⅲ型前列腺炎的辅助疗法。前列腺按摩联合其他治疗可以缩短病程。

68. 哪种前列腺炎病人禁止行前列腺按摩?

Ⅰ型前列腺炎病人禁止进行前列腺按摩。

69. 为什么前列腺按摩能发挥治疗作用?

前列腺按摩可排空前列腺管内浓缩的分泌物，引流腺体梗阻区域的感染灶，增加局部药物浓度，进而缓解慢性前列腺炎的临床症状。

70. 生物反馈治疗对于治疗前列腺炎有什么作用?

生物反馈治疗合并电刺激治疗可以使盆底肌肉松弛，并使肌肉趋于协调，同时松弛外括约肌，从而缓解慢性前列腺炎的会阴部不适和排尿症状。该疗法无创伤，为可选择性治疗方法。

71. 热疗对于治疗前列腺炎有什么作用?

热疗主要利用多种物理手段所产生的热效应，增加前列腺组织血液循环，加速新陈代谢，有利于消除组织水肿，缓解盆底肌肉痉挛等。

多种物理因子被用作前列腺理疗，如微波、射频、超短波、中波和热水坐浴，对松弛前列腺、后尿道平滑肌及盆底肌肉，加强抗菌疗效和缓解疼痛症状有一定的好处。因此，在非急性期，可以采用前列腺按摩和热水坐浴等方法治疗前列腺炎。

72. 为什么前列腺炎不能像其他炎症那样一次治好?

经历一段时间的综合治疗，当那些不适症状明显改善后，病人会十分欣喜，但这并不意味着疾病已经痊愈。病人必须定期将治疗效果反馈给医生，调整治疗药物，并坚持治疗 1 ~ 2 个月，给前列腺争取到宝贵的调养生息的机会，使长期慢性炎症引起的局部组织结构和功能发生改变。更重要的是，病人要建立战胜疾病的自信心、改变不良的生活方式、生活中注意保护前列腺、调整紧张焦虑情绪、积极配合医生的检查和治疗，才能获得良好的治疗效果。

73. 为什么治疗前列腺炎，医生却让我使用经肛门的栓剂?

解剖上前列腺紧贴直肠，因此，前列腺炎的不适特点是以前列腺为中心，多个部位、多种性质的局部疼痛不适或功能异常，如下腹部、会阴、睾丸疼痛不适，排尿异常，射精疼痛，肛门周围坠胀等。也正因为如此，经直肠的药物会更容易渗透入前列腺组织，发挥其治疗作用。

医生叮嘱

前列腺炎并不是不治之症，以正确的心态坚持治疗往往能够达到良好的效果。

74. 为什么前列腺炎病人要进行心理治疗？如何治疗？

当病人的困惑不能得到正确引导时就会发生心理学上的精神交互作用，把注意力过度集中在某个或某些症状上，并且使自己的感觉放大，进入恶性循环不能自拔；同时病人对自己的躯体感觉过度担忧，过分的关注就可使不适的感觉更加明显。由于病人缺乏正确的科普知识，经常会把一些正常的生理反应误认为异常的病理征象，长期过分担忧会形成固定症状。

得了前列腺炎，要到正规医疗机构就医，建立信任的医患关系。从医生那里了解前列腺的生理解剖及前列腺炎的相关知识，认识到前列腺炎仅仅是一个普通的疾病，和前列腺增生、前列腺癌发病无关，不直接造成性功能障碍，多不属于性传播疾病，不影响肾功能。感染性前列腺炎可影响生育但治愈后可恢复，非细菌性前列腺炎没有明确的证据说明可影响生育。

建立和谐的家庭和社会关系，正确对待前列腺炎，带着症状工作和生活。多做少想，尽量转移注意力。长期、坚持、配合临床治疗。

75. 慢性前列腺炎病人治疗过程中应该有什么样的心态？

慢性前列腺炎的治疗是一个漫长的过程，病人常常在花费大量时间、精力和财力之后，症状缓解仍然不明显。于是，很多病人就会在心理上对治愈该病失去信心，长期生活在一种挫折感之下，严重影响正常的生活和工作。

如果病人能够重新审视一下自身的疾患，就会发现疾病的症状波动往往跟情绪和精神状态有很大关系。在心情愉悦或者工作学习比较投入时，经常感到症状减轻，甚至感觉不到病痛；在情绪低落时，则感到病痛加重。而这种病痛加重的感受，又反过来使得情绪更加低落，从而形成恶性的循环，造成心情的持续低落。所以，努力调节自己的心理状态，保持积极的生活态度，对于很多慢性前列腺炎病人来讲，是首先要重视和解决的问题。

76. 前列腺炎病人为什么不能吃辛辣、刺激食物?

食用刺激性食物，辛辣如大葱、生蒜、辣椒、胡椒等会引起血管扩张和器官充血。有些患慢性前列腺炎的病人有吃辛辣饮食的习惯，他们常常在疾病症状较重时能够节制，但症状缓解时又重新吃，这也是引起前列腺炎迁延难愈的重要原因。

77. 为什么前列腺炎病人要多喝水? 多喝水能治病吗?

多饮水，促进排尿，通过尿液对尿道的冲刷，不仅可以帮助前列腺分泌物的排泄，还有助于预防重复感染的发生。因此，病人应注意多饮水、勤排尿。同时，在食物中也可多食有通络利尿功能的食物，另外还要注意保持大便通畅，避免发生便秘。

78. 前列腺炎病人为什么还要调节饮食?

在前列腺疾病病人的血液中发现，硒和锌是较为缺乏的两种重要的微量矿物质。硒是一种抗氧化剂，可防止细胞遭受氧化破坏而引起肿瘤的生长，对于男性尤其需要。锌是大量集中在前列腺的另一种矿物质。科学家认为它可调节前列腺内睾酮的新陈代谢，且据实验证实，睾酮的失调可能造成前列腺肿瘤的生长，对男性生殖系统的正常功能极为重要。水果和蔬菜中含有充足的硒和锌，日常可多食用。

医生叮嘱

不要因为一时禁不住美食的诱惑而耽误了前列腺炎的治疗。

79. 前列腺炎病人饮食还有什么应注意的地方?

（1）禁饮烈酒，少食辛辣肥甘之品，少饮咖啡，少食柑橘、橘汁等酸性强的食品，并少食白糖及精制面粉。

（2）多食新鲜水果、蔬菜、粗粮及大豆制品，多食蜂蜜以保持大便通畅，适量食用牛肉、鸡蛋。

（3）服食种子类食物，可选用南瓜子、葵花子等，每日食用，数量不拘。

（4）绿豆不拘多寡，煮烂成粥，放凉后任意食用，对膀胱有热、排尿涩痛者尤为适用。

（5）不能因尿频而减少饮水量，多饮水可稀释尿液，防止引起泌尿系感染及形成膀胱结石。饮水应以凉开水为佳，少饮浓茶。

80. 慢性前列腺炎病人治疗过程中在生活方式方面应该注意什么?

（1）生活中，必须保持规律的作息时间，保证充足的睡眠，防止无规律的生活或过度疲劳引起免疫力下降。

（2）饮食上，病人需要避免酗酒和进食辛辣食物。此外，慢性前列腺炎发生后，前列腺局部锌离子浓度的降低会影响前列腺的抗病能力，故病人可以选择食用含锌量较高的食物，如芝麻、花生、苹果等。同时，还可适量服用维生素 C、维生素 E，利用其抗氧化、清除自由基的作用使症状得以改善。

（3）尿液对尿道的冲刷，不仅可以帮助前列腺分泌物的排泄，还有助于预防重复感染的发生。因此，病人应注意多饮水、勤排尿。同时，还要注意保持大便通畅，避免发生便秘。

81. 慢性前列腺炎病人治疗过程中可以运动吗？应注意些什么？

适度的运动对于情绪的调节和身体的康复都有很好的作用。散步、慢跑、做体操都是很好的运动形式，通过腹部、会阴区和臀部肌肉的运动，可以促进前列腺局部的血液和淋巴循环，有利于局部炎症的消散和吸收。运动强度依靠自己的习惯来掌握和调节，不要太剧烈，也不宜做竞技类体育运动，如快跑等。需要特别提出的是，久坐和长时间骑车都可以造成前列腺局部充血，前列腺代谢产物堆积，前列腺液排出受阻，而成为慢性前列腺炎发病的主要诱因之一。因此，病人一定要在工作的间隙保持适当的休息、适度的活动。

82. 慢性前列腺炎病人治疗过程中可以有性生活吗？应注意些什么？

不少慢性前列腺炎病人，对性生活存在顾虑，他们担心性生活会将病原体传播给配偶，或者认为性生活会加重前列腺炎，还有一些伴有射精痛的病人，更对性生活敬而远之。所以，相当一部分慢性前列腺炎病人，过着长期禁欲的生活。实际上，性兴奋使得前列腺液分泌增加，频繁地产生性兴奋而不排精，会造成前列腺液积聚在前列腺，为病原体的生长繁殖和播散提供了良好的环境和媒介。

相反，适度规律的性生活或自慰，可以排出前列腺液、解除前列腺液淤滞、改善局部血液循环、促进炎症的吸收和消散，有助于前列腺正常功能的发挥和病人的康复；也有助于病人生活质量的提高和心理状态的改善。但是，也需要防止性生活或自慰的过度。因为频繁排精容易使前列腺出现功能性收缩，造成前列腺充血，也可能对前列腺造成损伤，不利于慢性前列腺炎病人的恢复，削弱了药物的治疗效果。此外，过度的性生活也容易造成身心的疲惫，不利于保持正常的免疫功能。

83. 前列腺痛病人日常生活中应注意什么？

（1）不要久坐，尽量在椅子上放一个垫，这样能够减缓前列腺组织局部血液拥堵的情况，有助减轻前列腺痛。

（2）饮食要合理，不要喝酒，不要吃辛辣食物，这对前列腺不好，还会造成前列腺痛加重。

（3）在穿衣打扮方面裤子不要太紧，不要压迫前列腺。

（4）精神上要进行有效的调养，增加适当的体育锻炼。可以做阴囊壁的牵拉，用手指反复牵拉阴囊壁，做 20 ~ 30 次。当然牵拉的时候力量不要太大，使阴囊的内膜和提睾肌得到松弛。

（5）前列腺痛病人可以用热水坐浴或者活血化瘀药物坐浴的方法进行治疗，这会让阴部得到舒缓，前列腺的血液循环更快一点。

（6）提肛练习也是前列腺痛护理的方法之一，病人每日要坚持提肛练习，反复收缩上提，提肛、提睾，然后放松肛门、睾丸，这样的练习能改善生殖系统局部的血液循环。

84. 前列腺炎如何预防？

（1）长期坚持治疗，同时治疗其他泌尿生殖系炎症，可预防前列腺炎的复发。

（2）生活规律，起居有常，坚持适当的体育锻炼，增强抵抗能力。

（3）平时多饮水、多排尿，以利预防感染。

（4）节制手淫、规律性生活，保持外生殖器、会阴部的清洁，以防止感染。

（5）忌食辛、辣、刺激性食物，戒烟、酒，保持大便通畅，减少诱发前列腺炎的因素。

85. 为什么慢性前列腺炎治疗起来比较困难?

（1）病人长期治疗，症状没有得到根本的改善，因而产生焦虑、怀疑、失望等情绪，对前列腺炎症状感受的敏感度增加。病人自觉症状加重，不单是来自前列腺本身的原因，也有心理负担加重的因素。

（2）影响前列腺炎的因素有增无减，如出租车司机憋尿、久坐，经商者应酬喝酒、熬夜，性生活不卫生，如频繁手淫，性生活中追求延长射精时间等。

（3）治疗过度或不当。如使用抗生素时间过长，频繁更换抗生素，抗生素剂量过少或过多。

（4）前列腺液检查报告单上的白细胞数量不减甚至增加，造成病人恐慌。

86. 哪些运动有利于前列腺炎的预防?

建议病人不妨考虑跑步、散步、网球、游泳。这几项运动强度不大，且不会对前列腺造成伤害，因而，可作为前列腺炎恢复的运动项目。和散步、游泳、网球等相比，跑步的效果是最好的。

87. 吃什么食物对减轻前列腺炎有益?

前列腺炎病人饮食上主要以清淡为主，可以多吃水果，如西瓜、苹果、葡萄、橘子、菠萝、甘蔗等；豆制品可常食，如豆腐、豆浆、豆干等；还有一些含有大量锌元素的食物，如芝麻、花生、南瓜子等也可多吃。另外，要少吃辛辣刺激性食物，平时辣椒、姜、咖喱、芥末、胡椒等要少放。

88. 怎样防止前列腺炎复发?

（1）忌久坐、熬夜　坐得久了，会阴部及盆腔容易充血，导致前列腺炎复发。熬夜会使抵抗力下降而导致炎症复发。

（2）合理安排性生活　纵欲或禁欲同样对前列腺炎不利。

（3）戒辛辣饮食　辛辣食物可扩张血管，使血管的渗透性增加，从而使本来就有炎症的前列腺充血水肿，压迫或刺激尿道而导致排尿不畅和尿频、尿急等症状发生。

（4）放松身心　对慢性前列腺炎要有一个正确的认识，不要因为身患此病而背上沉重的思想包袱。

89. 前列腺炎病人如何进行家庭护理?

（1）遵照医嘱正规服药、合理用药、坚持服药。

（2）急性期要卧床休息，直到体温恢复正常。

（3）生活规律，起居有常，坚持适当的体育锻炼，增强抵抗能力。

（4）平时多饮水，多排尿，通过尿液经常冲洗尿道。

（5）保持外生殖器、会阴部的清洁，以防止感染。

（6）注意营养和饮食，禁忌辣椒等刺激性食物。

（7）节制性生活，以利于前列腺炎的恢复。

良性前列腺增生

良性前列腺增生病人常有膀胱刺激症状和梗阻症状。膀胱刺激症状主要表现为尿急、尿频、夜尿及急迫性尿失禁。梗阻症状包括排尿踌躇、排尿费力、排尿时间延长、尿线变细、尿流无力、间断性排尿、终末余沥、尿潴留及充盈性尿失禁。

38

本章问题由 秦卫军 杨力军 武国军等 医生回答

90. 什么是良性前列腺增生?

良性前列腺增生是引起中老年男性排尿障碍最为常见的一种良性疾病，也是泌尿外科最常见的疾病之一，主要表现为组织学上的前列腺间质和腺体成分的增生、解剖学上的前列腺增大、尿动力学上的膀胱出口梗阻和以下尿路症状为主的临床症状。

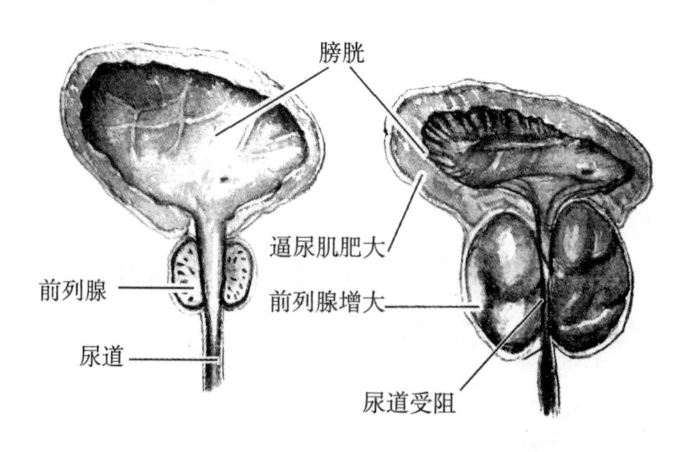

正常前列腺剖面图　　前列腺增生剖面图

91. 男性一定会出现良性前列腺增生吗?

良性前列腺增生的发生必须具备年龄的增长及有有功能的睾丸两个重要条件。国内学者调查了 26 名清朝太监老人，发现 21 人的前列腺已经完全不能触及，或明显萎缩。同时北京大学泌尿外科研究所通过尸检发现，前列腺增生发病率 41 ~ 50 岁为 13.2%，51 ~ 60 岁为 20%，61 ~ 70 岁为 50%，71 ~ 80 岁为 57.1%，81 ~ 90 岁为 83.3%。

92. 良性前列腺增生的发生机制是什么?

良性前列腺增生发生的具体机制尚不明确，可能是由于上皮和间质细胞的增殖和细胞凋亡的平衡性破坏引起的。

93. 引起良性前列腺增生的风险因素是什么?

近来的研究提示，炎症可能是其发病过程中一大风险因素。当良性前列腺增生病人合并有前列腺炎症时，下尿路症状会明显加剧。近年来有学者通过流行病学研究发现，合并前列腺组织炎症的病人发病率较高，症状较重，临床进展较快。

94. 良性前列腺增生多见于多大年龄的人群?

在组织学上，良性前列腺增生的发病率随年龄增长而增加，最初通常发生在 40 岁以上的男性，到 60 岁约 50% 的男性有组织学上的前列腺增生，到 80 岁时，这一比例高达 83%。

95. 良性前列腺增生会影响性生活吗?

良性前列腺增生本身不会对性生活有什么影响。但是因为前列腺常用药物里有一类药物容易出现逆行射精，也就是说，射精的时候精液不从尿道出来，而是会跑到膀胱里，所以良性前列腺增生服药的病人，注意看一下药物的说明书，如果提到逆行射精的副作用，性生活的时候就要注意。

96. 性生活过多会加重良性前列腺增生吗?

不少人认为，性生活过多会加重良性前列腺增生，因此禁欲。这种认识是不对的。目前没有证据证明良性前列腺增生与性生活过多有关。

97. 雄激素如何对良性前列腺增生产生影响?

大量的实验研究显示，良性前列腺增生与雄激素部分缺乏有某种关系。男性血浆内睾酮的含量随着年龄的增长而下降，但良性前列腺增生的患病率却随年龄的增加而增高，老年人前列腺的双氢睾酮含量并不随年龄的增加而减少。由此可见双氢睾酮与良性前列腺增生的发生发展有密切关系。

98. 雌激素如何对良性前列腺增生产生影响?

实验中发现，雌激素加少量的雄激素可导致良性前列腺增生，并且其作用比单独应用雄激素更明显，表明雌激素在良性前列腺增生发病机制中与雄激素有协同作用。

99. 孕激素如何对良性前列腺增生产生影响?

孕激素可能对维持前列腺的重量有一定作用，但是否在良性前列腺增生的发生中起作用尚待进一步研究。

100. 泌乳素如何对良性前列腺增生产生影响?

泌乳素是垂体分泌的一种多肽激素，在老年人血浆中含量较恒定，雌激素可以诱发其分泌增加。小剂量的睾酮加泌乳素能使大鼠前列腺明显增长；同样剂量的睾酮不加泌乳素对大鼠前列腺则无明显影响。睾酮与泌乳素对大鼠前列腺存在着协同刺激生长作用，其机制尚未完全阐明。

101. 胰岛素如何对良性前列腺增生产生影响?

胰岛素对人的前列腺生长也有影响，患严重的糖尿病时，前列腺等副生殖器官可出现类去睾的变化，其作用机制尚待进一步研究。

102. 良性前列腺增生为什么会引起排尿困难?

良性前列腺增生导致后尿道延长、受压变形、狭窄和尿道阻力增加，引起膀胱高压并出现相关排尿期症状。随着膀胱压力的增加，出现膀胱逼尿肌代偿性肥厚、逼尿肌不稳定并引起相关症状。

103. 良性前列腺增生可以引起肾功能不全吗?

良性前列腺增生造成的梗阻长期未能解除，逼尿肌则失去代偿能力，膀胱内残余尿增多、压力增大造成输尿管反流，从而造成肾积水及肾功能损害，严重的导致肾功能不全。

104. 良性前列腺增生病人怎样提高睡眠质量?

不少病人抱怨晚上入睡后尿意频繁，甚至不到半个小时就跑一次厕所。这些病人需要适量减少晚餐后的饮水量，特别要限制睡前饮水量，并且要在医生指导下服用改善排尿症状的药物。

105. 良性前列腺增生和前列腺肥大的区别是什么?

通俗讲的“前列腺肥大”就是前列腺增大超出了正常的大小（正

常前列腺横径 4 厘米、前后径 2 厘米、垂直径 3 厘米），诊断往往要通过 B 超；当这种增大导致压迫尿道，出现下尿路症状则称为“前列腺增生症”。两者是量变和质变的关系，也就是说前列腺肥大不一定有症状，也不是病，当然也是不需要治疗的，但当增大到一定的程度并给病人带来不适时，它就成为了一种病，这时就需要看医生了。

106. 良性前列腺增生与前列腺癌的区别是什么?

（1）临床特征　良性前列腺增生一般起病缓慢，病情进展缓慢，不会发生转移。而前列腺癌临床表现差异很大，潜伏型、隐匿型皆无局部症状。临床型局部症状与良性前列腺增生相类似。前列腺癌早期无症状。当癌肿引起膀胱颈及后尿道梗阻时可出现症状，血尿较少，部分病人以转移症状就诊，表现为腰背痛、坐骨神经痛等。故对男性原发灶不明的转移癌，应排除前列腺癌。侵及膀胱颈后尿道，有尿道狭窄炎性症状，如尿频、尿急、尿痛、血尿和排尿困难。病人有慢性消耗症状，如消瘦、无力、贫血。

前列腺癌可分三种类型：①梗阻型，临床症状同良性前列腺增生；②隐蔽型，肿瘤小，不引起梗阻和临床症状，可因体检或出现转移病灶（如骨盆、脊柱等）症状时被发现；③临床型，仅在组织行病理检查时发现。

（2）直肠指诊　直肠指诊检查是良性前列腺增生病人的常规检查，前列腺增生腺体可以很大，但表面光滑，质地均匀，硬度适中，与周围组织的界限清楚。而前列腺癌则呈不规则肿大，表面高低不平，有结节，质地坚硬，边界不清，可与直肠粘连固定。直肠指诊正确率达 80%。

（3）血液检查　良性前列腺增生病人血清酸性磷酸酶不升高，血清 PSA 可正常或轻度升高。而前列腺癌病人这两项指标都会显著升高，血清酸性磷酸酶、血清碱性磷酸酶在有转移时升高。

（4）影像学检查　前列腺癌 B 超检查发现前列腺内低回声占位性病变；X 线检查见骨性变化，可见密度增高阴影，亦可见溶骨性或混合性转移病变；全胸片可发现肺部转移灶；CT、磁共振成像扫描可显示前列腺形态改变、占位病灶及转移灶；放射性同位素骨扫描可比X线片提早发现骨转移性病灶。

（5）病理学检查　前列腺病变组织的组织活检是判断病变性质最准确的方法，前列腺癌主要发生于50岁以上的男性，偶尔发生于年轻人，甚至儿童。95%以上为腺细胞癌，其余为移行细胞癌、鳞癌和肉瘤。前列腺癌从腺泡和导管发生，常常起源于外周带，很少发生在中心区域。前列腺癌常为多发病灶，单个结节只占10%以下。

107. 诊断良性前列腺增生，体格检查重要吗？

下尿路症状病人行直肠指诊非常重要，需在膀胱排空后进行。直肠指诊可以了解是否存在前列腺癌：国外学者临床研究证实，直肠指诊怀疑有异常的病人最后确诊为前列腺癌的有26% ~ 34%，而且其阳性率随着年龄的增加呈上升趋势。直肠指诊可以了解前列腺的大小、形态、质地、有无结节及压痛、中央沟是否变浅或消失以及肛门括约肌张力情况。直肠指诊对前列腺体积的判断不够精确，目前经腹超声或经直肠超声检查可以更精确描述前列腺的形态和体积。体格检查还包括局部神经系统检查（包括运动和感觉）。

108. 良性前列腺增生病人都需要做哪些检查？

（1）尿常规　尿常规可以确定下尿路症状病人是否有血尿、蛋白尿、脓尿及尿糖等。

（2）血清前列腺特异抗原（prostate specific antigen，PSA）　前列腺癌、良性前列腺增生、前列腺炎都可能使血清前列腺特异抗原升高。因此，血清前列腺特异抗原不是前列腺癌特有的。另外，泌尿系感染、前列腺穿刺、急性尿潴留、留置导尿、直肠指诊及前列腺按摩也可以影响血清前列腺特异抗原值。

（3）超声检查　超声检查可以了解前列腺形态、大小、有无异常回声、突入膀胱的程度，以及残余尿量。经直肠超声（transrectal ultrasonography，TRUS）还可以精确测定前列腺的体积（计算公式为0.52×前后径×左右径×上下径）。另外，经腹部超声检查可以了解泌尿系统（肾、输尿管）有无积水、扩张、结石或占位性病变。

（4）尿流率检查　尿流率有两项主要指标（参数），即最大尿流率（Q_{max}）和平均尿流率（Q_{ave}），其中最大尿流率更为重要。但是最大尿流率减低不能区分梗阻和逼尿肌收缩力减低，还需结合其他检查，必要时行尿动力学检查。最大尿流率存在着很大的个体差异和容量依赖性，因此尿量在150～200毫升时进行检查较为准确，必要时可重复检查。

109. 良性前列腺增生病人也需要查血清PSA吗？

血清前列腺特异性抗原（prostate-specific antigen，PSA）是良性前列腺增生临床进展的风险预测因素之一，可以预测良性前列腺增生的临床进展，从而指导治疗方法的选择。PSA结果也是与前列腺癌进行鉴别诊断的主要指标。前列腺癌、良性前列腺增生、前列腺炎都可能使血清PSA升高。因此，血清PSA不是前列腺癌特有的。另外，泌尿系感染、前列腺穿刺、急性尿潴留、留置导尿、直肠指诊及前列腺按摩也可以影响血清PSA值。血清PSA与年龄和种族有密切关系。一般40岁以后血清PSA会升高，不同种族的人群PSA水平也不相同。血清PSA值和前列腺体积相关。血清PSA升高可以作为前列腺癌穿刺活检的指征，一般临床将PSA≥4ng/dl作为分界点。

110. 良性前列腺增生病人进行尿常规检查有特殊意义吗？

尿常规可以确定有下尿路症状的病人是否有血尿、蛋白尿、脓尿及尿糖等，从而排除良性前列腺增生病人是否合并其他疾病。

111. 血肌酐测定在良性前列腺增生病人中是否必要?

血肌酐测定可了解有无肾功能受损及其受损程度。如果前列腺增生梗阻长期未能解除，逼尿肌则失去代偿能力，膀胱高压致尿潴留以及输尿管反流，继而出现肾积水及肾功能损害，血肌酐测定可以了解良性前列腺增生病人是否出现了上述并发症。

112. 什么是国际前列腺症状评分?

国际前列腺症状评分（IPSS）是目前国际公认的判断良性前列腺增生病人症状严重程度的最佳手段。IPSS 评分是良性前列腺增生病人下尿路症状严重程度的主观反映，它与最大尿流率、残余尿量以及前列腺体积无明显相关性。IPSS评分总分为35分，0 ~ 7分为轻度症状，8 ~ 19分为中度症状，20 ~ 35 分为重度症状。具体评分如下表。

国际前列腺症状（IPSS）评分表

在最近一个月内，您是否有以下症状？	无	在五次中					症状评分
		少于一次	少于半数	大约半数	多于半数	几乎每次	
1. 是否经常有尿不尽感?	0	1	2	3	4	5	
2. 两次排尿间隔是否经常小于两小时？	0	1	2	3	4	5	
3. 是否曾经有间断性排尿？	0	1	2	3	4	5	
4. 是否有排尿不能等待现象？	0	1	2	3	4	5	
5. 是否有尿线变细现象？	0	1	2	3	4	5	
6. 是否需要用力及使劲才能开始排尿？	0	1	2	3	4	5	
	没有	1 次	2 次	3 次	4 次	5 次	
7. 从入睡到早起一般需要起来排尿几次？	0	1	2	3	4	5	
症状总评分 =							

113. 生活质量评分与国际前列腺症状评分是一回事吗?

两个评分标准是不同的。国际前列腺症状评分（IPSS）是判断良性前列腺增生病人症状严重程度的手段。而生活质量评分（QOL 评分）是了解病人对其目前下尿路症状水平伴随其一生的主观感受，总分为 0 ~ 6 分，其主要关心的问题是良性前列腺增生病人受下尿路症状困扰的程度及是否能够忍受，因此又受困扰评分（bother of score）。具体评分如下表。

生活质量指数（QOL）评分表

	高兴 0	满意 1	大致满意 2	还可以 3	不太满意 4	苦恼 5	很糟 6
如果在您今后的生活中始终伴有现在的排尿症状，您认为如何？ 生活质量评分（QOL）=							

114. 为什么良性前列腺增生病人要做直肠指诊?

有下尿路症状病人行直肠指诊（digital rectal examination，DRE）非常重要，需在膀胱排空后进行。直肠指诊可以了解是否存在前列腺癌。可以了解前列腺的大小、形态、质地、有无结节及压痛、中央沟是否变浅或消失以及肛门括约肌张力情况。直肠指诊对前列腺体积的判断不够精确，目前经腹超声或经直肠超声检查可以更精确地描述前列腺的形态和体积。

115. 直肠指诊的检查目的只是为了了解前列腺的情况吗?

检查肛门张力也是一项很重要的项目，肛门松弛和痉挛程度可以反映尿道括约肌的状态，对于诊断神经源性膀胱功能障碍有一定意义。

116. 我患上了良性前列腺增生，为什么医生要检查我的外生殖器？

尿道外口狭窄或畸形也可以导致排尿障碍，通过外生殖器检查可以鉴别诊断。有一部分老年病人出现尿道外口感染所致的尿道口狭窄，这样的病人仅需要治疗尿道口的狭窄就可以改善排尿，而不需要治疗良性前列腺增生。

117. 尿流率测定是怎么回事？

尿流率测定是指利用尿流计测定尿流率和尿流模式。尿流率是指单位时间内通过尿道口排出的尿流，单位为毫升/秒。它可以作为下尿路症状病人门诊初诊或筛选的方法，对下尿路梗阻性疾病做初步诊断，也作为下尿路功能障碍疾病的手术疗效评价指标及术后随访指标和下尿路疾患药物疗效的评价指标。

118. 最大尿流率可以对良性前列腺增生进行确诊吗？

最大尿流率（Q_{max}）是指尿流率的最大测定值，单位为毫升/秒，它只是一个筛选性的指标。Q_{max}是尿流率测定中的最灵敏、最有意义的参数，可以用于膀胱出口梗阻的筛选性检查。一般认为，当尿量在150～400毫升时，成年男性Q_{max}最低值15毫升/秒，成年女性为20毫升/秒，但诊断的特异性较差，同样低尿流率，可以由于膀胱出口梗阻，也可以由于逼尿肌收缩力减退或逼尿肌外括约肌失调引起。

119. 做了尿流率测定，为什么还要做尿流动力学检测？

同步测定排尿期逼尿肌压力和尿流率，并分析两者之间的相关性以确定尿道阻力。该分析采用不同版本的列线图将逼尿肌压力和尿流率连续进行 X-Y 转换，直观地显示曲线所在区域，对出口梗阻进行形象的显示。简单来说，它可以帮助我们确定一个人的排尿困难到底是由于膀胱出口梗阻引起的，还是由于逼尿肌收缩力减退或逼尿肌外括约肌失调引起的。

120. 我出现排尿困难，怀疑良性前列腺增生，但医生还要我进行内科的相关检查，排除糖尿病和神经系统疾病，这样做有必要吗?

排尿困难的症状可以由于膀胱出口梗阻（包括良性前列腺增生和尿道狭窄）引起，也可以由于逼尿肌收缩力减退或逼尿肌外括约肌失调引起。如果初步的检查结果显示膀胱出口梗阻不严重，那么就要排除逼尿肌收缩力减退或逼尿肌外括约肌失调的可能性，而导致逼尿肌问题的主要原因就是糖尿病和神经系统疾病。

121. 残余尿量应该怎么测量? 是要通过超声检查吗?

病人排尿后通过超声可以检测出膀胱内的残余尿量，但不是唯一的方法。排尿后通过导尿，测量引流出来的尿液也是一种可靠的测定方法。

122. 排尿日记是什么?

排尿日记就是记录病人在一定的时间内每次排尿的时间和尿量，不是前列腺增生病人的必要检查。

123. 排尿日记对良性前列腺增生的诊断有价值吗?

如以夜尿为主的下尿路症状病人排尿日记很有价值，记录 24 小时排尿日记有助于鉴别夜间多尿和饮水过量。

124. 良性前列腺增生病人有必要行静脉尿路造影检查吗?

静脉尿路造影（intravenous urography，IVU）检查是一项可选择的检查，不是每个良性前列腺增生病人都需要做的。如果下尿路症状病人同时伴有反复泌尿系感染、镜下或肉眼血尿、怀疑肾积水或者输尿管扩张反流、泌尿系结石应行静脉肾盂造影检查。应该注意，当病人对造影剂过敏或者有肾功能不全时禁止行静脉尿路造影检查。

125. 良性前列腺增生病人有必要做尿道造影吗?

尿道造影检查也是一项可选择的检查，不是每个良性前列腺增生病人都需要做的。只有在怀疑尿道狭窄时建议做此项检查。

126. 医生建议良性前列腺增生病人做尿道膀胱镜有什么意义?

尿道膀胱镜（urethrocystoscopy）检查也是一项可选择的检查，不是每个良性前列腺增生病人都需要做的。当怀疑良性前列腺增生病人合并尿道狭窄、膀胱内占位性病变时建议行此项检查。通过尿道膀胱镜检查可了解以下情况：

（1）前列腺增大所致的尿道或膀胱颈梗阻的特点。

（2）膀胱颈后唇抬高所致的梗阻。

（3）膀胱小梁及憩室的形成。

（4）膀胱结石。

（5）残余尿量测定。

（6）膀胱肿瘤。

（7）尿道狭窄的部位和程度。

127. 良性前列腺增生病人有必要做 CT 和 MRI 吗？

计算机体层扫描（CT）和磁共振成像（MRI）由于检查费用高，一般情况下不建议该项检查。

128. 良性前列腺增生引起的常见并发症有哪些？

良性前列腺增生虽然是老年男性最常见的疾病之一，但是往往不受到重视。统计数据显示，60 岁以上男性，半数以上可存在良性前列腺增生，而随着年龄的继续增加，将有更多人经历由良性前列腺增生带来的排尿困难。由于排尿常排不干净，良性前列腺增生可以引发一系列并发症，常见的并发症包括急性尿潴留、反复血尿、复发性尿路感染、尿路结石、肾积水以及肾功能不全等等，对于老年人来说，这些均将严重干扰生活质量。因此，引起对本病的重视并积极接受专业治疗，十分有必要。

129. 良性前列腺增生的常见并发症中，哪种并发症的发生率最高？

良性前列腺增生并发症的出现均为疾病进展的表现，其中急性尿潴留和肾功能损害为评判临床进展性的主要指标。急性尿潴留的发生是膀胱功能失代偿的主要表现，为良性前列腺增生病情进展中一个重要事件，也是病人需要住院并进行手术治疗的重要指征。前列腺症状药物治疗研究（MTOPS）的结果提示，在良性前列腺增生导致的严重并发症包括肾功能不全、反复尿路感染、尿路结石和尿失禁中，急性尿潴留的发生率最高。多项研究表明，急性尿潴留累计发生风险为每年 0.68% ~ 1.23%。

130. 良性前列腺增生会引发急性尿潴留吗?

良性前列腺增生是一种老年人常见的疾病，会造成尿路梗阻，病人不能排尽尿液，出现膀胱残余尿，残余尿愈多，表明尿路梗阻程度愈重。残余尿过多时，膀胱失去收缩能力，逐渐发生尿潴留，前列腺增生的任何阶段均可发生急性尿潴留。

在急性尿潴留发生之前，多数病人有排尿困难症状，当受凉、劳累、饮酒、憋尿等原因引起交感神经兴奋时，腺体及膀胱颈平滑肌收缩，造成急性尿道梗阻而导致尿潴留。急性尿潴留时，耻骨上膨隆，叩诊是浊音，可摸到膨胀的膀胱。

131. 良性前列腺增生会引起血尿吗?

良性前列腺增生除了可以引起排尿困难外，在一部分病人中确实可以引起血尿。这是由于前列腺增生导致尿流梗阻后，为了克服排尿时的阻力，膀胱逼尿肌就必须用力收缩，将尿液排出去。久而久之，逼尿肌的肌纤维逐渐肥厚，使膀胱壁增厚并出现许多小梁、小室，膀胱黏膜上的血管也扩张充血。而良性前列腺增生病人在排尿的时候，为了克服前列腺增生造成的阻力而把尿排出体外，就一定会用力，在用力屏气的过程中，膀胱壁黏膜上的血管内压力也会急剧升高，随时有破裂的可能，一旦血管破裂就会导致膀胱内出血。小的出血有时会自行停止，大的出血就会在膀胱内形成血块。由于尿道直径小、膀胱壁薄，逼尿肌力量小，很难将血块顺利地排出来，所以，病人会觉得十分痛苦，只能到医院，通过膀胱镜把血块清理干净。

132. 久坐对良性前列腺增生病人有什么危害?

经常久坐会加重痔疮等疾病，又易使会阴部充血，引起排尿困难。

因此，良性前列腺增生病人应避免久坐。而且，应经常参加文体活动及气功锻炼等，这样有助于减轻症状。

133. 良性前列腺增生是否需要治疗?

良性前列腺增生症病人是否需要治疗，应采取何种方式治疗，取决于病人排尿异常的严重程度，以及客观存在的疾病影响程度。

医生叮嘱

良性前列腺增生虽然是一个慢性进展性疾病，但是如果症状影响到了生活就应该引起足够的重视。

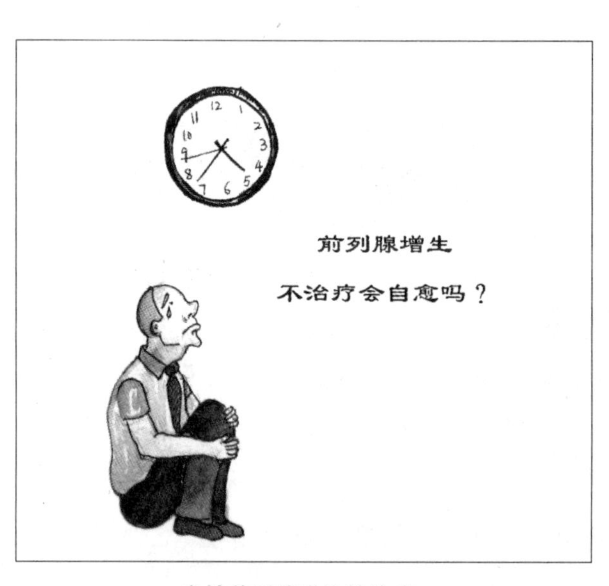

良性前列腺增生的治疗

134. 良性前列腺增生病人该怎样治疗?

由于每个人对于良性前列腺增生的耐受程度不同，下尿路症状及其所致生活质量的下降是病人寻求治疗的主要原因。因此，改善下尿路症状以及提高生活质量是选择治疗措施的重要依据。现有的治疗包括等待观察、药物治疗、外科治疗等，当医生和病人充分沟通，了解病人意愿并讲解各种治疗方法的疗效与副作用后选择治疗方案。

135. 没有症状的良性前列腺增生需要治疗吗?

良性前列腺增生是前列腺组织学一种进行性的良性增生过程，其发展过程较难预测，经过长时间的随访，良性前列腺增生病人中只有少数可能出现尿潴留、肾功能不全、膀胱结石等并发症。因此，对于大多数良性前列腺增生病人来说，观察等待可以是一种合适的处理方式，特别是病人生活质量尚未受到下尿路症状明显影响的时候。观察等待是一种非药物、非手术的治疗措施，包括病人教育、生活方式指导、定期随访等。在前列腺增生症状没有加剧的情况下，第一次复诊应当在 6 个月后，之后每年一次。如果症状加重，就需及时改变治疗方案。

136. 良性前列腺增生病人什么情况下可以观察等待?

轻度下尿路症状（IPSS 评分≤ 7）的病人，以及中度以上症状（IPSS 评分≥ 8）同时生活质量尚未受到明显影响的病人可以采用观察等待。接受观察等待之前，病人应进行全面检查（以除外各种前列腺增生相关合并症）。

137. 良性前列腺增生药物治疗的目标是什么?

良性前列腺增生病人药物治疗的短期目标是缓解病人的下尿路症状，长期目标是延缓疾病的临床进展，预防合并症的发生。在减少药物治疗副作用的同时，保持病人较高的生活质量是良性前列腺增生病人药物治疗的总体目标。

138. 治疗良性前列腺增生的药物有哪些?

目前临床上常用的治疗良性前列腺增生的药物包括：α 受体拮抗剂、5α－还原酶抑制剂、M 受体拮抗剂、植物制剂、中成药物和药物联合治疗。

139. α 受体拮抗剂的作用机制是什么?

α 受体拮抗剂适用于有下尿路症状的良性前列腺增生病人。通过阻滞分布在前列腺和膀胱颈部平滑肌表面的肾上腺素能受体，松弛平滑肌，达到缓解膀胱出口动力性梗阻的作用。

140. 哪种 α 受体拮抗剂效果最好?

α 受体拮抗剂临床用于治疗良性前列腺增生引起的下尿路症状始于 20 世纪 70 年代。Meta 分析结果显示：与安慰剂相比，各种 α_1 受体拮抗剂能显著改善病人的症状，使症状评分平均改善 30% ~ 40%、最大尿流率提高 16% ~ 25%。各种 α 受体拮抗剂的临床疗效相近，副作用有一定的不同。最初采用的酚苄明具有明显的副作用，因而难以被病人接受。坦索罗辛引起心血管系统副作用的发生率较低，但是逆行射精的发生率较高。目前坦索罗辛、多沙唑嗪、阿夫唑嗪和特拉唑嗪用于治疗良性前列腺增生，也可以选择萘哌地尔等治疗良性前列腺增生。

141. α 受体拮抗剂的副作用是什么？

α 受体拮抗剂常见的副作用包括头晕、头痛、无力、困倦、体位性低血压、逆行射精等，体位性低血压更容易发生在老年及高血压病人中。

141. 5α–还原酶抑制剂是否能缩小前列腺？

5α–还原酶通过抑制体内睾酮向双氢睾酮的转变，进而降低前列腺内双氢睾酮的含量，达到缩小前列腺体积、改善排尿困难的治疗目的。临床研究证实，度他雄胺和非那雄胺能缩小前列腺体积的 20% ~ 30%。

143. 5α–还原酶抑制剂适用于哪些良性前列腺增生病人？

5α–还原酶抑制剂适用于治疗有前列腺体积增大同时伴中–重度下尿路症状的良性前列腺增生病人。对于具有良性前列腺增生临床进展高危性的病人，5α–还原酶抑制剂可用于防止良性前列腺增生的临床进展，如发生尿潴留或接受手术治疗。

144. 5α–还原酶抑制剂的副作用是什么？

5α–还原酶抑制剂最常见的副作用包括勃起功能障碍、射精异常、性欲低下和其他如男性乳房女性化、乳腺痛等。

145. 临床上常用的 5α–还原酶抑制剂是什么？

非那雄胺（保列治）是临床上常用的 5α–还原酶抑制剂。

146. 良性前列腺增生病人是否需要联合应用 α 受体拮抗剂和 5α－还原酶抑制剂?

联合应用 α 受体拮抗剂和 5α－还原酶抑制剂治疗良性前列腺增生，适用于前列腺体积增大、有下尿路症状的良性前列腺增生病人。良性前列腺增生临床进展危险较大的病人更适合联合治疗。采用联合治疗前应充分考虑具体病人临床进展的危险性、病人的意愿、经济状况、联合治疗带来的费用增长等。

147. 植物制剂治疗良性前列腺增生的疗效如何?

植物制剂如普适泰等适用于良性前列腺增生及相关下尿路症状的治疗。有研究结果提示，植物制剂疗效和 5α－还原酶抑制剂及 α 受体拮抗剂疗效相当且没有明显副作用。但是植物制剂的作用机制复杂，难以判断具体成分的生物活性和疗效的相关性。以循证医学原理为基础的大规模随机对照临床研究对进一步推动植物制剂在良性前列腺增生治疗中的临床应用有着积极的意义。

148. 良性前列腺增生的中医治疗效果如何?

良性前列腺增生在中医学上属于“癃闭”的范畴，与肾元亏虚、气化失职、中气不足、湿热下注、膀胱滞塞等因素有关。其辨证论治的基本方针是温补肾阳、化气行水。总体上说，中医治疗适用于轻度良性前列腺增生，而且需要较长时间服药，才有一定效果。

149. 有的医生说我的残余尿量高，需要做手术治疗，是这样吗?

残余尿量的测定对良性前列腺增生所致下尿路梗阻程度具有一定

的参考价值，但因其重复测量的不稳定性、个体间的差异以及不能鉴别下尿路梗阻和膀胱收缩无力等因素，目前认为不能确定可以作为手术指针的残余尿量上限。但如果残余尿明显增多以致充溢性尿失禁的良性前列腺增生病人应当考虑外科治疗。

150. 良性前列腺增生病人什么情况下需要手术治疗?

良性前列腺增生是一种临床进展性疾病，部分病人最终需要通过外科治疗来解除下尿路症状及其对生活质量所致的影响和并发症。重度良性前列腺增生的下尿路症状已明显影响病人的生活质量时可选择外科治疗，尤其是药物治疗效果不佳或拒绝接受药物治疗的病人，可以考虑外科治疗。

当良性前列腺增生导致以下并发症时，建议采用外科治疗：①反复尿潴留（至少在一次拔管后不能排尿或两次尿潴留）；②反复血尿，用 5α－还原酶抑制剂治疗无效；③反复泌尿系感染；④膀胱结石；⑤继发性上尿路积水（伴或不伴肾功能损害）。

良性前列腺增生病人合并膀胱大憩室、腹股沟疝、严重的痔疮或脱肛，临床判断不解除下尿路梗阻难以达到治疗效果者，应当考虑外科治疗。

151. 良性前列腺增生病人出现急性尿潴留应该如何处理?

良性前列腺增生病人发生急性尿潴留时，应及时引流尿液。首选置入导尿管，置入失败者可行耻骨上膀胱造瘘。一般留置导尿管 3 ～ 7 日，如同时服用 α 受体拮抗剂，可提高拔管成功率。拔管成功者，可继续接受良性前列腺增生药物治疗。拔管后再次发生尿潴留者，应择期进行外科治疗。

152. 良性前列腺增生术后如何随访?

在接受各类外科治疗后，应该安排病人在手术后 1 个月时进行第一次随访。第一次随访的内容主要是了解病人术后总体恢复状况、术后早期可能出现的相关症状并告知病人病理检查结果。术后 3 个月时就基本可以评价治疗效果了。术后随访期限建议为 1 年。

153. 哪些运动对良性前列腺增生的治疗有辅助作用?

运动对良性前列腺增生的治疗没有直接的作用，也就是说，没有一项运动能够缩小前列腺的体积。但是，适度的锻炼，例如打太极拳、散步等，可以增强体质，有间接的治疗作用。

154. 良性前列腺增生病人是否可以饮酒、喝咖啡?

酒精和咖啡具有利尿和刺激作用，可以引起尿量增多、尿频、尿急等症状。因此，应适当限制酒精类和含咖啡因类饮料的摄入。

155. 良性前列腺增生病人治疗后是否需要定期复查?

应用各种治疗方法治疗的良性前列腺增生病人都应该定期复查。这样做的目的是评估疾病进展、疗效和相关的副作用或并发症，并提出进一步解决方案。根据接受治疗方式的不同，随访内容也不尽相同。

156. 良性前列腺增生病人如选择了观察等待治疗，随访时应该注意什么?

观察等待不是被动的单纯等待，而是应该定期去医院复查。在自身症状没有加剧，没有发展到具有外科手术指征的状况下，第一次复查应该在 6 个月后，之后每年一次。如果发生症状加重或出现手术指征，就需及时改变治疗方案。复查的内容主要包括国际前列腺症状评分（IPSS）、尿流率检查和残余尿测定。必要时每年进行一次直肠指诊和血清 PSA 测定。

157. 良性前列腺增生病人如选择了药物治疗，随访时应该注意什么？

在病人症状没有加剧，没有发展到具有外科绝对手术指征的状况下，随访计划可以是服药后 1 ~ 3 个月进行第一次随访，之后每年一次。随访内容主要包括国际前列腺症状评分（IPSS）、尿流率检查和残余尿测定。必要时每年进行一次直肠指诊和血清 PSA 测定。

（1）α_1 受体拮抗剂和 M 受体拮抗剂　对于选择这类药物治疗的病人，开始服药后 1 个月内应该关注药物副作用。如果病人症状有改善同时能够耐受药物副作用，就可以继续用该药物治疗。

（2）5α－还原酶抑制剂　对于用这类药物治疗的病人，随访可以在开始服药后 3 个月，应该特别关注血清 PSA 的变化并了解药物对性功能的影响。

158. 良性前列腺增生病人如选择了外科治疗，随访时应该注意什么？

在接受各类外科治疗后，应该安排病人在手术后 1 个月时进行第一次随访。第一次随访的内容主要是了解病人术后总体恢复状况，术后早期可能出现的相关症状。术后 3 个月时就基本可以评价治疗效果，此后随访视病人情况而定。

经尿道微波热疗在内的其他治疗，由于治疗方式不同，其疗效和并发症可能不同，其随访计划应为接受治疗后第 6 周和第 3 个月，之后每6个月一次。

随访内容主要包括国际前列腺症状评分（IPSS）、尿流率检查和残余尿测定。必要时可进行尿液细菌培养、直肠指诊及血清PSA测定等。

159. 良性前列腺增生病人应注意慎用哪些药物?

有些药物可加重排尿困难，剂量大时可引起急性尿潴留，其中主要有阿托品、颠茄片及麻黄素片、异丙基肾上腺素等。近年来又发现钙拮抗剂和异博定能促进泌乳素分泌，并可减弱逼尿肌的收缩力，加重排尿困难，故良性前列腺增生病人慎用或最好不用上述药物。

160. 良性前列腺增生病人可以憋尿吗?

不可憋尿。因为憋尿会造成膀胱过度充盈，使膀胱逼尿肌张力减弱，排尿发生困难，容易诱发急性尿潴留，因此，良性前列腺增生病人一定要做到有尿就排。

161. 良性前列腺增生病人饮食应注意哪些事项?

良性前列腺增生是老年人的常见病，患了前列腺增生后，除积极进行治疗外，良好的起居和饮食调理对本病的康复也起着重要的作用。良性前列腺增生病人饮食上应注意以下几点：

（1）禁饮烈酒，少食辛辣肥甘之品，少饮咖啡，少食柑橘、橘汁等酸性强的食品，并少食白糖及精制面粉。

（2）多食新鲜水果、蔬菜，粗粮及大豆制品，多食蜂蜜以保持大便通畅，适量食用牛肉、鸡蛋。

（3）服食种子类食物，可选用南瓜子、葵花子等，每日食用，数量不限。

（4）绿豆不拘多寡，煮烂成粥，放凉后任意食用，对膀胱有热，排尿涩痛者尤为适用。

（5）适量饮水。饮水过少不但会引起脱水，也不利排尿对尿路的冲洗作用，还容易导致尿液浓缩而形成膀胱结石。故除夜间适当减少饮水，以免睡后膀胱过度充盈，白天应多饮水。饮水应以凉开水为佳，少饮浓茶。

162. 有的良性前列腺增生病人为什么最终会进展为慢性肾衰竭？

良性前列腺增生并发症的出现均为疾病进展的表现，其中急性尿潴留和肾功能损害为评判临床进展性的主要指标。慢性肾衰竭与良性前列腺增生的进展存在着一定的关系。研究显示，良性前列腺增生病人的慢性肾功能不全发生率为 9%。其机制主要包括：残余尿量增加，导致输尿管 - 膀胱连接部的解剖性梗阻或功能性梗阻；导致膀胱、输尿管高压或低压性反流；急性尿潴留导致尿路梗阻或反流；继发泌尿系感染损害肾功能；继发尿路结石加重梗阻；继发性高血压导致肾功能损害。

在一项研究中，随机选取 2000 名 50 岁以上的男性，有良性前列腺增生者慢性肾衰竭发生率为 9%，而无良性前列腺增生者为 2.4%。另一报道中，行前列腺摘除术的良性前列腺增生病人慢性肾衰竭发生率为 7.7%，而与此组条件相同的非手术的良性前列腺增生者为 3.7%。从慢性肾衰竭的发生机制和研究结果可看出，慢性肾衰竭在良性前列腺增生进展到一定程度后才会发生，也是良性前列腺增生预后最差的结果。

163. 良性前列腺增生病人可以饮酒吗？

良性前列腺增生病人是不可以饮酒的。饮酒可导致血管扩张，对于外表看不见的内脏器，酒精扩张血管易引起脏器充血，若增生的前列腺腺体受到酒精的刺激，则更容易引起充血，加重增生程度，从而加重原有的症状，甚至诱发尿潴留。虽然啤酒的酒精度比较低，但出于对病情的不利影响，前列腺增生最好不要喝啤酒，或把酒量控制到最低，以免病情恶化而伤害身体健康。同时，前列腺增生病人平时要注意多运动，加强营养，避免久坐和憋尿，多喝水，戒烟、酒，控制性生活，避免受寒等，这些都有利于前列腺增生病人的病情康复。

164. 良性前列腺增生病人需要限制每日饮水量吗?

良性前列腺增生病人不需要限制每日饮水量，应适量饮水。饮水过少不仅会引起脱水，也不利排尿对尿路的冲洗作用，还容易导致尿液浓缩而形成膀胱结石。故除夜间适当减少饮水，以免睡后膀胱过度充盈，白天应多饮水。饮水应以凉开水为佳，少饮浓茶。

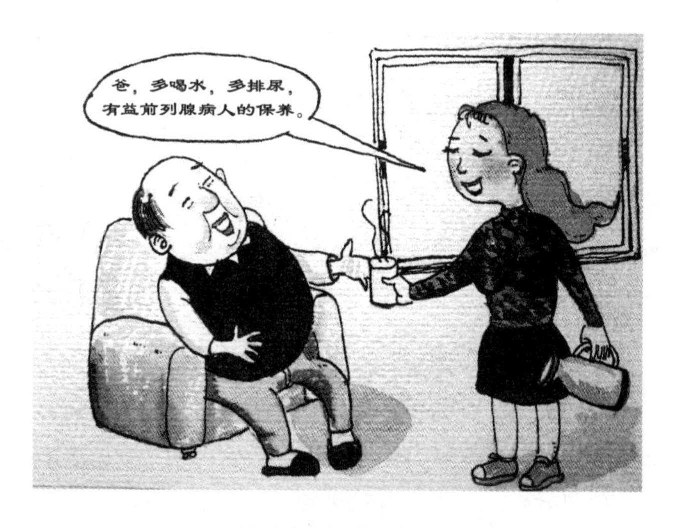

良性前列腺增生的保养

前列腺癌

早期通常没有症状，但肿瘤阻塞尿道或侵犯膀胱颈时，则会发生下尿路症状，严重者可能出现急性尿潴留、血尿、尿失禁。骨转移时会引起骨骼疼痛、病理性骨折、贫血、脊髓压迫等症状，甚至导致下肢瘫痪。

本章问题由 袁建林 孟平 刘飞等 医生回答

165. 前列腺癌的发病率如何?

前列腺癌发病率具有明显的地理和种族差异，亚洲及北非地区较低。世界范围内，前列腺癌发病率在男性所有恶性肿瘤中位居第二。在美国的发病率已经超过肺癌，成为第一位危害男性健康的肿瘤。以前我国发病率较低，但由于人口老龄化，加上对前列腺癌的诊断方法的不断改进，如经直肠的超声显像、CT、磁共振检查及前列腺穿刺针方法改进等，使前列腺癌早期诊断成为可能。近年来发病率有所增加，由 1988—1992 年的 1.96/100 000 增长到 2009 年的 9.92/100 000，呈显著上升趋势，现已位居男性恶性肿瘤第六位。

医生叮嘱

由于社会的发展，人们的健康意识有所增强。现在前列腺癌的检出几率较以往有所提升，因此不能认为前列腺癌离我们还很遥远，需要加以重视。

166. 前列腺癌病人的临床症状主要有哪些?

早期前列腺癌通常没有症状，当肿瘤增大至阻塞尿道或侵犯膀胱颈时出现与前列腺增生相似的膀胱颈梗阻症状，有逐渐加重的尿流缓慢，尿频、尿急，排尿不尽，排尿困难，甚至尿失禁等，严重者可能出现急性尿潴留、血尿、尿失禁。骨转移时会引起骨骼疼痛、病理性骨折、贫血、脊髓压迫等症状，甚至导致下肢瘫痪、截瘫。晚期出现腰痛、腿痛（神经受压）、贫血（广泛骨转移）、下肢水肿（淋巴、静脉回流受阻）、排便困难（直肠受压）、少尿、无尿、尿毒症症状（双侧输尿管受压）。一些病人以转移症状而就诊，而无前列腺原发症状。

167. 前列腺癌的绝对危险因素有哪些?

（1）年龄　年龄是前列腺癌主要的危险因素。前列腺癌在小于 45 岁的男性中非常少见，但随着年龄的增大，前列腺癌的发病率急剧升高，绝大多数前列腺癌病人的年龄大于 65 岁。基本上，在 40 岁以后年龄每增加 10 岁，前列腺癌的发病率就几乎加倍，50 ~ 59 岁男性患前列腺癌的危险性为 10%，而 80 ~ 89 岁男性患前列腺癌的危险性陡增至 70%。

（2）家族史　当家族中有直系男性亲属患前列腺癌时，该家族中男性发病率明显增高。直系男性亲属一般指父亲和兄弟。如果亲属中

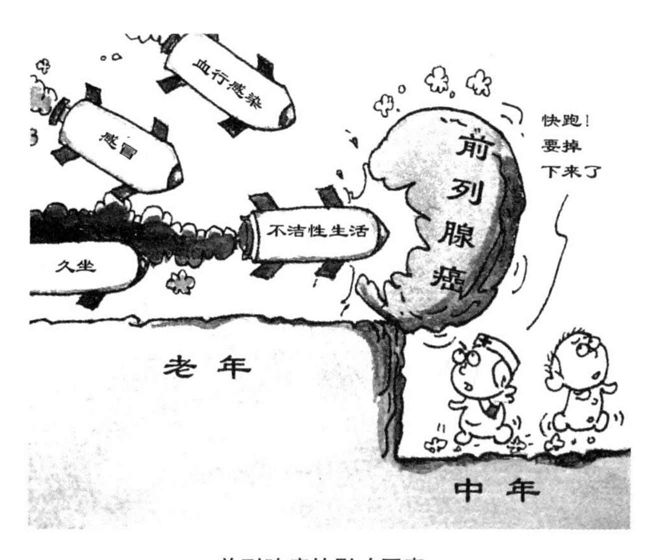

前列腺癌的影响因素

有 1 个直系亲属患前列腺癌，那么患前列腺癌的几率就会比普通人群高 1 倍；如果有 2 个，将会高 3 倍。这表明前列腺癌的发生可能与体内的一个或是一组基因相关。

（3）人种　前列腺癌在非洲裔美国人（即美国黑种人）中的发病率最高，其次是西班牙人和美国白种人，而非洲黑种人前列腺癌的发生率是世界范围内最低的。居住在美国的亚裔男性前列腺癌的发生率低于白种人，但明显高于亚洲的本土男性。虽然前列腺癌在黄种人中的发病率还未达到欧美国家的水平，但无论是中国（含台湾、香港地区），还是日本、韩国、新加坡，前列腺癌的发病率都呈现逐年升高的趋势。

（4）前列腺内出现细胞异常的病理改变　患有前列腺高级别上皮内瘤变的男性，其前列腺癌的发生率明显升高。高级别上皮内瘤变是一种癌前病变，它在显微镜下呈现出细胞生长形态的异常，虽并不属于癌，但往往提示前列腺癌的存在，只是尚未检测出。

（5）前列腺癌的发病风险和单核苷酸多态性（SNP）相关　通过全基因组相关联研究（GWAS）现在已发现 50 余个与前列腺癌风险相关的 SNP，且这一数量仍在增加。有研究指出，存在任意 5 个或 5 个以上的SNP的男性与不含任何SNP的男性相比，患前列腺癌的优势比为9.46。

168. 前列腺癌的相对危险因素有哪些？

（1）饮食　研究显示，经常食用含有高动物脂肪食物的男性也是前列腺癌的易发人群，因为这些食物中含有较多的饱和脂肪酸。从 32 个国家的研究结果发现，前列腺癌死亡率与总脂肪摄入量有关。而平时饮食中富含蔬菜和水果的人患病几率较低。

（2）雄激素水平　体内雄激素水平高也是前列腺癌的可能诱因之一。雄激素可以促进前列腺癌的生长。

中国居民前列腺癌患病率的增加与人口老龄化、生活水平提高、饮食结构变化以及环境污染有关。研究结果表明：吸烟、饮酒、离婚或丧偶，必要营养（包括维生素 E、硒、木脂素类和异黄酮）摄入不足以及经常饮牛奶、吃蛋类和猪肉是中国人患前列腺癌的主要危险因素；而吃青绿蔬菜、番茄红素、水果、豆类食品，喝绿茶以及常常晒太阳则是重要的保护因素。

169. 前列腺癌为什么不易被早期发现?

由于我国男性对前列腺癌的认识不多，所以很多时候没有引起重视，既不筛查也没有进行特别的体检，所以很难在早期发现。前列腺疾病之所以这么难以发现，与前列腺所属的位置密切相关。前列腺位于腹腔内部，非常柔软，前面是耻骨联合，后面有直肠，上面还有膀胱，尿道从前列腺中穿插而过。由于所处的腹腔位置较深，而且正面有耻骨阻挡，因此，从腹部表面是摸不到前列腺的，只能从排尿情况，和病人的自我感受来判断，导致很多疾病治疗时间的拖延。

由于前列腺位置隐蔽，癌变部位多发生于后叶周围带，早期不会压迫尿道而引起排尿困难等表现，所以发病早期和中期往往无任何症状，很难引起病人的警惕；即使有所不适，如排尿困难等，也常常被误认为是年老的表现，或前列腺肥大所致，进而延误早期诊断和治疗。当肿瘤增大到一定程度，对尿道产生压迫时，往往已不是早期。在我院，不少病人首先出现骨痛，发现远处骨转移病灶，经检查后才发现原发病灶是来自前列腺癌。

前列腺癌并不可怕，早期发现，及时治疗，可以治愈，不影响寿命。由此可见，前列腺癌的早期诊断十分重要。年龄在 50 岁以上的男性，每年应做一次专科检查，包括直肠指检、前列腺特异抗原（PSA）和经直肠超声检查，对可疑者，做前列腺穿刺活检。

170. 哪些情况下需要行前列腺穿刺活检？

（1）直肠指检（DRE）异常，任何 PSA 值。

（2）超声发现前列腺低回声结节或 MRI 发现异常信号，任何 PSA 值。

（3）PSA ＞ 10 mg/dl，任何 f/t PSA 和 PSA 密度值（即 tPSA 值与前列腺体积的比值，PSA density，PSAD）。

（4）PSA 4 ~ 10 mg/dl，f/t PSA 异常或 PSAD 异常。

注: PSA 4 ~ 10 mg/dl，如 f/t PSA、PSAD 值、影像学正常，应严密随访。

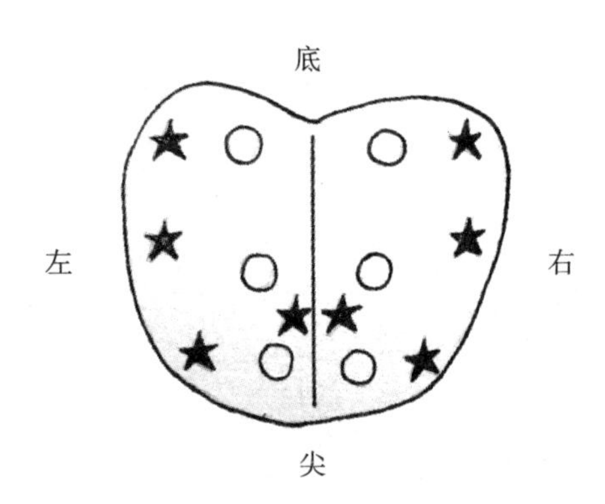

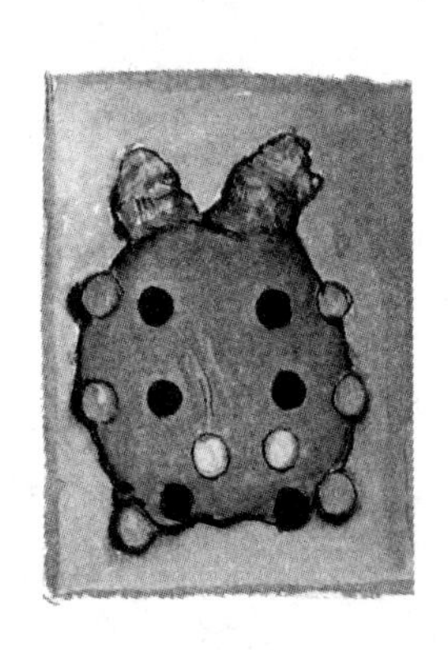

前列腺穿刺部位

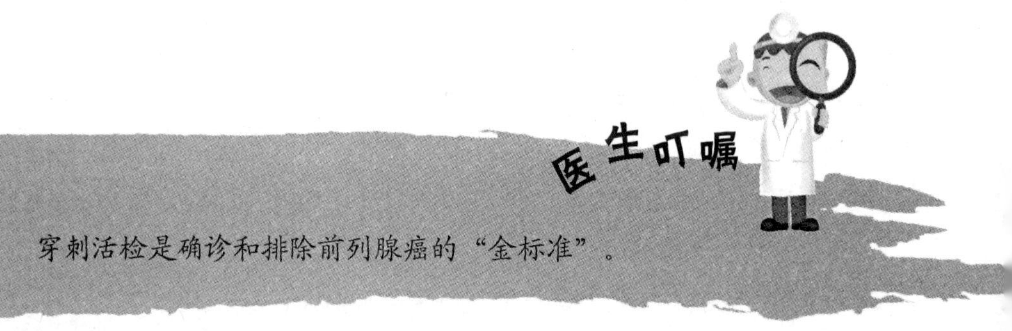

穿刺活检是确诊和排除前列腺癌的“金标准”。

171. 前列腺癌的 TNM 分期是什么?

原发肿瘤（T）

T_x　原发肿瘤不能评估

T_0　没有原发肿瘤

T_1　临床隐性肿瘤（临床未触及或影像学未发现）

T_{1a}　≤ 5% 的前列腺切除组织内偶然发现肿瘤

T_{1b}　> 5% 的前列腺切除组织内偶然发现肿瘤

T_{1c}　通过针吸或针穿活检发现肿瘤（如：因发现 PSA 升高进行穿刺活检）

T_2　肿瘤局限于前列腺内 *

T_{2a}　累及≤ 1/2 叶

T_{2b}　累及 > 1/2 叶，但未达双侧叶

T_{2c}　累及双叶

T_3　肿瘤侵出前列腺包膜 **

T_{3a}　包膜外浸润（双侧或单侧）

T_{3b}　侵犯精囊（双侧或单侧）

T_4　肿瘤固定或侵犯精囊以外的邻近组织，如膀胱颈，外括约肌，直肠，肛提肌，和（或）盆壁

* 注：通过针吸或针穿活检在一叶或两叶发现肿瘤，但临床未触及或影像学明确发现，分期为 T_{1c}

** 注：侵入前列腺尖或侵入前列腺包膜（但未侵出），分期为 T_2

病理学分期（pT）

pT_2 * 局限于脏器内

pT_{2a}　单侧，累及≤ 1/2 叶

pT_{2b}　单侧，累及 > 1/2 叶，但未达双侧叶

pT_{2c}　双侧累及

pT_3　侵出前列腺

pT_{3a}　侵出前列腺

pT_{3b}　侵犯精囊

pT_4　侵犯膀胱、直肠

* 注：没有病理学 T_1 分期（pT_1）

局部淋巴结（N）

临床分期

N_x　局部淋巴结不能评估

N_0　无局部淋巴结转移

N_1　发现局部淋巴结转移

病理学分期

pN_x　局部淋巴结不能取样

pN_0　无阳性淋巴结

pN_1　发现局部淋巴结转移

远处转移（M）

M_x　远处转移不能评估（任何方式都无法评估）

M_0　无远处转移

M_1　远处转移

M_{1a}　非局部淋巴结转移

M_{1b}　骨转移

M_{1c}　其他部位转移（包括或不包括骨转移）

172. 前列腺癌 Jewett 改良分期法是什么?

A 期：大部分为潜伏型。临床无肿瘤发现，直肠指检前列腺无改变，仅在镜检中发现肿瘤细胞，血清酸性磷酸酶正常。

A_1 期：肿瘤病变仅局限于前列腺内 1 ~ 2 个小区域。

A_2 期：肿瘤呈多发病灶仍局限于前列腺内。

B 期：肿瘤局限于前列腺内，但直肠指检可触及。根据直肠指检又可分为以下两期。

B_1 期：肿瘤结节局限于前列腺一侧叶内，直径小于 1.5 厘米。

B_2 期：肿瘤组织累及一叶以上或直径大于 1.5 厘米，但未超过包膜。血清酸性磷酸酶正常。

C 期：癌肿已侵犯大部分前列腺组织，穿透前列腺被膜，侵犯精囊、膀胱颈、盆腔两侧或盆腔其他器官，尚无转移。血清酸性磷酸酶正常或升高。

C_1 期：癌组织未侵及精囊。

C_2 期：已累及精囊或盆腔其他器官。

D 期：临床及病理均有转移。2/3 病例血清酸性磷酸酶升高。

D_1 期：盆腔淋巴结转移在主动脉分叉以下。

D_2 期：主动脉分叉以上淋巴结和骨骼以及其他器官有转移。

173. 什么是 Gleason 评分?

前列腺癌最常用的病理分级系统为 Gleason 评分系统。Gleason 评分需采用活检组织（穿刺活检或手术标本），不推荐用细胞学标本。Gleason 分值为 2 ～ 10 分，其中 2 分为最低侵袭性，而 10 分侵袭性最高。Gleason 评分是把前列腺癌组织分为主要分级区和次要分级区，再将两个区域的 Gleason 分值相加（每区的分值为 1 ～ 5），最终形成癌组织分级常数。对于穿刺活检标本，建议即使最差分级呈现区域 < 5% 也应包括在内。

2004 年版 WHO 泌尿与男性生殖系统肿瘤分类已将 Gleason 分级纳入。

（1）分级和积分　目前多采用与预后密切相关的五级法。

①根据腺体分化程度，按 5 级评分（第 1 级 1 分，分化好；每递升 1 级增加 1 分；第 5 级 5 分，为未分化）。

②对于同一肿瘤不同区域腺癌结构的变异，按其主要和次要分化程度分别评分，以该两项评分相加的总分作为判断预后的标准（例如腺癌主要结构评为 2 分，次要结构评为 4 分，则积分为 2+4=6 分；只有 1 个结构类型，评分为 3 分，则积分为 3+3=6 分；穿刺活检见 3 个结构类型以上且最高级别结构数量少时，一般将最高级别作为次要结构类型）。

③积分为 2、3、4 分者相当于高分化腺癌，5、6、7 分者相当于中分化腺癌，8、9、10 分者相当于低 / 未分化癌。

④ Gleason 分级适用于前列腺腺癌，不适用于腺鳞癌、尿路上皮癌。

（2）主要结构类型

① Gleason 1 级（很少见）：一致性规则的大腺体，背靠背密集，形成小结节。

② Gleason 2 级：较不规则的大腺体，背靠背密集，形成小结节，结节内腺体不融合。

③ Gleason 3 级：浸润性生长的小腺体或腺泡，或小型筛状结构腺体。

④ Gleason 4 级：融合腺体，大型筛状腺体，或呈肾透明细胞癌样。

⑤ Gleason 5 级：实性癌巢（无腺样结构），单个癌细胞浸润，或呈粉刺样癌（癌细胞坏死）。

174. 前列腺癌的风险度如何划分?

病人与医生在诊断、治疗、随访过程中，共同关注化验单上（实验室和病理检查）血清前列腺特异抗原（PSA）数值变化、获得病理诊断的 Gleason 评分结果。临床主要根据血清 PSA 水平、Gleason 评分高低、临床分期，对前列腺癌进行预后风险（即治疗后局部复发与临床进展危险因子）程度评估；可分为三个级别即低危、中危、高危；评估的范畴是早期、中期前列腺癌，对指导临床治疗有重要参考价值。

（1）低危前列腺癌　PSA ≤ 10μg/L；Gleason 评分≤ 6 分；临床分期≤ T_{2a}，通常是偶然发现，如前列腺增生的外科手术。低危病人，主要是指早期局限性前列腺癌，对此，可以采取相对保守治疗方法，如“观察等待”或者对担心“延误治疗时机”的病人，也可以采用微创，即局灶性冷冻治疗方法。

（2）中危前列腺癌　PSA 10 ~ 20μg/L；Gleason 评分 7 分；临床分期 T_{2b}；Gleason 评分 7 分。当然，也有不甚一致情况，例如，某病人咨询资料：“Gleason 评分 7 分，但 PSA 268μg/L”。虽然没有临床分期结果，但我估计这是低分化肿瘤（恶性程度较高），可能难以列入早期范畴。中危局限性前列腺癌的标准治疗手段是开放手术、放疗、冷冻治疗方法。

（3）高危前列腺癌　PSA ＞ 20μg/L；Gleason 评分≥ 8 分；临床分期≥ T_{2c}；Gleason 评分≥ 8 分。高危局限性前列腺癌病人在选择开放手术、放疗或冷冻治疗时，面临着治疗后肿瘤进展风险因素很高的问题，因此，需要联合新辅助或辅助“内分泌治疗”。

175. 前列腺癌的影像学诊断方法主要有哪些?

经直肠超声（TRUS）、MRI、全身核素骨显像检查（ECT）、CT、骨扫描等。

（1）TRUS　前列腺癌通常表现为外周带的低回声病变，可帮助寻找可疑病灶，并初步判断肿瘤的大小。主要是引导行系统的穿刺活检。

（2）MRI　MRI 对前列腺癌的检查优于其他影像学检查方法。MRI 检查可以显示前列腺包膜的完整性、肿瘤是否侵犯前列腺周围组织及器官，也可以显示盆腔淋巴结受侵犯的情况及骨转移的病灶，在临床分期上有较重要的作用。

（3）CT　CT 对早期前列腺癌的诊断敏感性明显低于 MRI。病人进行 CT 检查的目的主要是协助临床医师进行肿瘤的临床分期。了解前列腺邻近组织和器官有无肿瘤侵犯及盆腔内有无肿大的淋巴结。

（4）ECT　前列腺癌的最常见远处转移部位是骨骼，ECT 可比常规 X 线片提前 3 ～ 6 个月发现骨转移灶。敏感性较高但特异性较差。

（5）骨扫描　回顾性研究显示，前列腺癌Ⅰ期病人骨转移为 7%，Ⅱ期 15%，Ⅲ期 25%，Ⅳ期阳性率为 60%。因此，一旦前列腺癌诊断成立，建议常规进行全身骨显像检查（特别是在 PSA>20，GS 评分 >7 的病例），有助于判断前列腺癌准确的临床分期。对病理分化良好或中等的 PSA<20ng/dl 的无症状病人，骨扫描可以保留。

176. 进行前列腺癌临床分期需要做哪些检查?

分期指导疗法选择和预后评价通过：直肠指诊（DRE）、PSA、骨扫描、

CT、MRI 以及淋巴结切除等来明确分期。

177. 直肠指诊（DRE）对前列腺癌的临床意义是什么?

这是首要的诊断步骤，检查时要查前列腺大小、外形，有无不规则结节，肿块的大小、硬度，扩展范围及精囊情况。早期前列腺癌常无症状，大多数在常规体检时触及前列腺结节才被发现，原发性移行带的肿瘤则于增大至一定程度时才能触及。肿瘤常硬如木石，但差异很大，浸润广泛，发生间变的病灶可能较软。与前列腺增生伴发的前列腺癌直肠指诊有时不易分清。值得注意的是，DRE 可能会影响 PSA 值，应在抽血检查 PSA 后进行 DRE。

178. 前列腺癌病人的筛选检查主要包括哪些?

从 50 岁以上的人群常规体格检查中做前列腺癌的筛选检查，主要是靠直肠指诊（DRE）、PSA 检测、经直肠 B 超（TRUS）和穿刺活检几种方法，可参考以下方案：①若 DRE 正常，PSA ≤ 4ng/dl，继续观察；② DRE 正常，PSA 4.1 ~ 10ng/dl，做 TRUS，此类病人查出前列腺癌只占 5.5%，没有必要做常规穿刺活检；若 PSA>10ng/dl，不论 DRE 有无异常，立即做 TRUS 和系统活检。③ DRE 或 TRUS 可疑或阳性，PSA 4.1 ~ 10ng/dl，做系统活检。

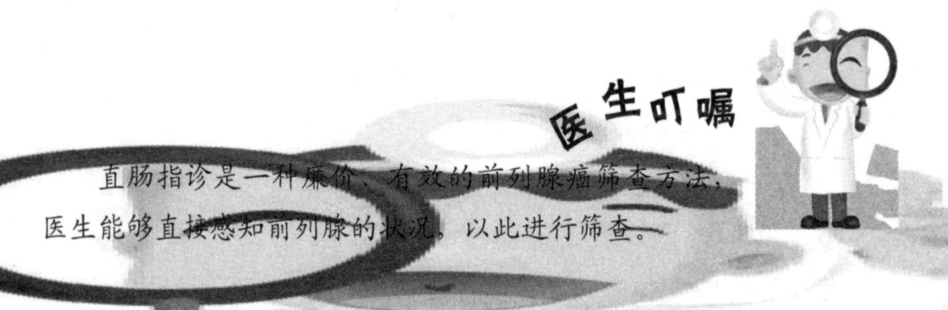

直肠指诊是一种廉价、有效的前列腺癌筛查方法，医生能够直接感知前列腺的状况，以此进行筛查。

179. 哪些病人需要做 PSA 检查?

中华医学会泌尿外科学分会（CUA）推荐以下人群需要做PSA检查:

（1）PSA 筛查　对就诊的 50 ~ 74 岁男性行常规 PSA 筛查。

对 <50 岁和 >75 岁的男性不做常规筛查。

（2）PSA 检查　对于年龄 >50 岁，有下尿路症状，常规指检和 PSA 检查。

如直肠指检异常，或出现临床转移征象（如骨痛、骨折、影像学异常等）应行 PSA 检查。

（3）有家族史者　对于有前列腺癌家族史的男性人群，应该从 45 岁开始定期检查、随访。

180. PSA 检查的时机是什么?

（1）射精 24 小时后。

（2）直肠指检、膀胱镜检、导尿等操作 48 小时后。

（3）前列腺按摩 1 周后。

（4）前列腺穿刺 1 个月后。

（5）PSA 检测时应无急性前列腺炎、尿潴留等。

181. 哪种情况下可以不做前列腺穿刺检查?

PSA > 60ng/dl，病人身体情况差，不能耐受穿刺或高龄拒绝穿刺者，可按前列腺癌对待。

不建议在大于 70 岁或者预期寿命少于 10 ~ 15 年的病人中进行穿刺。

182. 如第一次前列腺穿刺活检为阴性，哪些情况下需要行重复穿刺活检？

（1）重复穿刺的指征

①第一次穿刺病例发现非典型性增生或高级别 PIN。

② PSA>10ng/dl，任何 f/t PSA 和 PSAD。

③ PSA 4 ~ 10ng/dl，f/t PSA 或 PSAD 异常，或直肠指检或影像学异常。

（2）严密随访的指征　PSA 4 ~ 10ng/dl，f/t PSA、PSAD、直肠指检、影像学均正常。需要严格定期复诊，每 3 个月复查 PSA。如果 PSA 连续两次 >10ng/dl 或每年 PSAV> 0.75ml，应再穿刺。

183. 重复穿刺的时机是什么？

2 次穿刺的时间间隔尚存争议，目前多为 1 ~ 3 个月。

重复穿刺次数：对 2 次穿刺阴性结果，且符合重复穿刺活检指征者，推荐行 2 次以上穿刺。

PSA：PSA<10ng/dl，随访并复查 PSA，如 PSA 上升速率（PSAV）每年超过 0.75ng/dl，则再做切片检查。

PSAV：两年内至少检测三次 PSA。

PSAV=［（PSA2–PSA1）+（PSA3– PSA2）］/2

PSA 增长速度每年＞ 0.75ng/dl，怀疑前列腺癌可能。比较适用于 PSA 值较低的年轻病人。

184. 血液中前列腺癌最重要、最准确的肿瘤标记物是什么？

血清前列腺特异抗原（PSA）是目前诊断前列腺癌、评估各种治疗效果和预测预后的重要且可靠的肿瘤标记物。血清前列腺特异抗原（PSA）共分两种，一种叫作血清总 PSA（又称 tPSA），一种叫作游离 PSA（又称 fPSA）。健康男性血清 PSA 值一般为 0 ~ 4ng/dl。

185. 总前列腺特异抗原对于前列腺癌的临床意义是什么？

目前国内外比较一致的观点是血清总 PSA（tPSA）>4.0ng/dl 为异常，对初次 PSA 异常者建议复查。当 tPSA 介于 4 ~ 10ng/dl 时，发生前列腺癌的可能性大约 25%（欧美国家资料）。中国人前列腺癌发病率低，国内一组数据显示血清总 PSA 4 ~ 10ng/dl 的前列腺穿刺阳性率为 15.9%。

186. 游离 PSA 的检测意义是什么？

游离 PSA（freePSA，fPSA）：fPSA 和 tPSA 作为常规同时检测。当血清 tPSA 介于 4 ~ 10ng/dl 时，fPSA 水平与前列腺癌的发生率呈负相关。研究表明如病人的 tPSA 在上述范围，fPSA/tPSA< 0.1，则该病人发生前列腺癌的可能性高达 56%；相反，fPSA/tPSA>0.25，发生前列腺癌的可能性只有 8%，f/tPSA>0.16 时前列腺穿刺阳性率为 11.6%，如果 f/tPSA<0.16 时前列腺穿刺阳性率为 17.4%。因此国内推荐 fPSA/tPSA>0.16 为正常参考值或临界值。

187. 什么时候应该检测前列腺特异抗原？

美国泌尿外科学会（AUA）和美国临床肿瘤学会（ASCO）建议 50 岁以上男性每年应接受例行直肠指诊（DRE）和 PSA 检查。对于有前列腺癌家族史的男性人群，应该从 45 岁开始进行每年一次的检查。国内专家共识是对 50 岁以上有下尿路症状的男性常规进行 PSA 和 DRE 检查，对于有前列腺癌家族史的男性人群，应该从 45 岁开始定期检查。

对 DRE 异常、影像学异常或有临床征象（如骨痛、骨折）等的男性应进行 PSA 检查。

188. 前列腺癌的治疗方法有哪些?

（1）等待观察。
（2）前列腺癌根治性手术治疗。
（3）前列腺癌外放射治疗。
（4）前列腺癌近距离照射治疗。
（5）实验性前列腺癌局部治疗。
（6）前列腺癌内分泌治疗。
（7）前列腺癌化疗。

189. 前列腺癌手术后，PSA 值在多少范围内为正常值?

根治性前列腺癌切除手术 6 周后应该不能检测到 PSA。术后第一次 PSA 检查应该在 6 周至 3 个月之间，此时血清 PSA 低于 0.2ng/dl 时可认为无临床和生化进展。

190. 前列腺癌能根治吗? 能治愈吗 ?

对于早期前列腺癌病人可采用根治性治疗方法，能够治愈早期前列腺癌的方法有放射性粒子植入、根治性前列腺切除术、根治性外放射治疗。

191. 前列腺切除术后会影响性功能和生育吗?

前列腺切除术传统应用耻骨上或耻骨后开放性手术，对性功能有不同程度的影响，有小部分病人术后可能出现阳痿等性功能障碍，但是目前最为常见的手术为经尿道前列腺切除术，对性功能几乎没有影响。前列腺术后较为常见的并发症为逆行射精，因为前列腺尿道部解剖结构的改变导致射精时精液不经过尿道而是背向尿道进入膀胱内，随后随尿液排出，所以，前列腺术后对生育有一定的影响。

192. 发现前列腺癌一定要做手术或用其他方法治疗吗?

不是全部前列腺癌病人都需治疗。2010 年美国国家综合癌症网络制定的《前列腺癌临床实践指南》中，首次将严密观察而不是采取“积极治疗”作为经前列腺穿刺活检确诊为前列腺癌病人的选项之一。要求医生跟病人充分说明严密随访的危险和过度治疗的危害，由病人做出决定。最新的《中国泌尿外科疾病诊疗指南》中明确提出，对于一部分前列腺癌病人可以进行观察等待和主动监测。

观察等待的指征为：

（1）晚期（M_1）前列腺癌病人，仅限于个人强烈要求避免治疗伴随的不良反应，对于治疗伴随的危险和并发症的顾虑大于延长生存和改善生活质量的预期。

（2）预期寿命小于 5 年的病人，充分告知但拒绝接受积极治疗引起的不良反应。

（3）临床 T_{1b} ~ T_{2b}，分化良好（Gleason 评分 2 ~ 4）的前列腺癌，病人预期寿命大于 10 年，经充分告知但拒绝接受积极治疗。

主动监测的指征为：

（1）极低危病人，PSA < 10ng/dl，Gleason 评分≤ 6，阳性活检数≤ 3，每条穿刺标本的肿瘤 ≤ 50% 的临床 T_{1c}~T_{2a} 前列腺癌。

（2）临床 T_{1a}，分化良好或中等的前列腺癌，预期寿命 > 10 年的较年轻病人，此类病人要密切随访 PSA，TRUS（经直肠超声）和前列腺活检。

（3）临床 T_{1b} ~ T_{2b}，分化良好或中等的前列腺癌，预期寿命 <10 年的无症状病人。

193. 哪些病人适合做前列腺癌的放射性粒子植入治疗?

放射性粒子植入的适应证应满足以下 3 个条件：① PSA<10ng/dl；② Gleason 评分为 2 ~ 6；③临床分期为 T_1 ~ T_{2a} 期。

194. 根治性外放射治疗适用于哪些前列腺癌病人?

根治性放疗适合于局限性前列腺癌病人。主要采用三维适形放疗和调强适形放疗等技术。此外，外放射治疗还可用于根治性前列腺切除术后病理为 pT_3 ~ pT_4、精囊受侵、切缘阳性或术后 PSA 持续升高病人的辅助性治疗，也可用于晚期或转移性前列腺癌病人的姑息性治疗。

对于中期前列腺癌病人应采用综合治疗方法，如手术 + 放疗、内分泌治疗 + 放疗等。

195. 哪些病人适合做前列腺癌的根治性前列腺切除术?

（1）临床分期的角度

① T_1 ~ T_{2c} 期：推荐病人行根治术。

② T_{3a} 期：亦可行根治术，部分病人术后病理证实为 pT_2 期（意味着最终病理结果比预期要好），病人因为已施行根治术而得到了治愈，而对于术后病理证实为 pT_3 期的病人则可根据情况，再进行术后辅助内分泌治疗或辅助放疗，也有较好的治疗效果。

③ T_{3b} ~ T_4：严格筛选后（如肿瘤未侵犯尿道括约肌或未与盆壁固定，肿瘤体积相对较小）可行根治术并辅以综合治疗。

④ N_1 期：目前有学者主张对淋巴结阳性病人行根治术，术后再给予辅助治疗，可使病人受益。

（2）预期寿命　预期寿命≥ 10 年者可选择根治术。因为前列腺癌自然病程本来就很长，发展比较慢，如果本身病人就存活不了几年，贸然进行手术，不仅没法延长寿命，反而因为手术的打击而缩短了寿命，得不偿失。

（3）健康状况　目前前列腺癌病人多为高龄男性，手术并发症的发生率与身体状况密切相关。只有身体状况良好，没有严重心肺疾病的病人才适合根治术。

（4）PSA 或 Gleason 评分高危病人的处理（前列腺癌危险程度分级详见前列腺癌的分级与分期）对于 PSA>20 或 Gleason 评分≥ 8 的局限性前列腺癌病人符合上述分期和预期寿命条件，需进行根治术，术后再给予其他的辅助治疗。

196. 前列腺癌手术方式有哪些?

前列腺癌手术方式可以分为：

（1）耻骨后前列腺癌根治术（radical retropubic prostatectomy，RRP）。

（2）腹腔镜前列腺癌根治术。

（3）机器人辅助腹腔镜前列腺癌根治术（robot-assisted laparoscopic prostatectomy，RALP）。

197. 目前治疗前列腺癌的哪种手术方式最先进?

机器人辅助腹腔镜前列腺癌根治术（robot-assisted laparoscopic prostatectomy，RALP）是目前最先进的手术方式。

198. 机器人辅助腹腔镜前列腺癌根治术与传统耻骨后前列腺癌根治术相比，给病人带来的好处有哪些?

由于前列腺血供丰富，出血量较大，开放手术往往不能清楚地观察到血管走行。同传统的耻骨后前列腺癌根治术相比，机器人辅助腹腔镜前列腺癌根治术能够减少术中失血及降低输血率。

199. 前列腺癌根治术的手术范围有哪些?

包括完整的前列腺、双侧精囊和双侧输精管壶腹段、膀胱颈部。

200. 前列腺癌根治术常见的手术并发症有哪些?

目前围手术期死亡率为 0 ~ 2.1%。主要并发症有术中严重出血、直肠损伤、术后阴茎勃起功能障碍、尿失禁、膀胱尿道吻合口狭窄、尿道狭窄、深部静脉血栓、淋巴囊肿、尿瘘、肺栓塞。腹腔镜前列腺癌根治术还可能出现沿切口种植转移、转行开腹手术、气体栓塞、高碳酸血症、继发出血等并发症。

201. 前列腺癌手术有哪些禁忌证?

（1）患有显著增加手术危险性的疾病，如严重的心血管疾病、肺功能不良等。

（2）患有严重出血倾向或血液凝固性疾病。

（3）骨转移或其他远处转移。

（4）预期寿命不足 10 年。

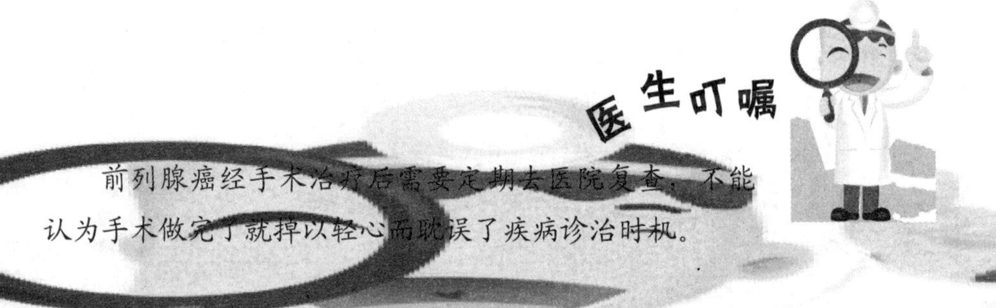

前列腺癌经手术治疗后需要定期去医院复查，不能认为手术做完了就掉以轻心而耽误了疾病诊治时机。

202. 什么叫前列腺癌根治术后生化复发（PSA 复发）?

将前列腺切除术后连续 2 次血清 PSA 水平 ≥ 0.2ng/dl 定义为生化复发。

203. 前列腺癌根治术后复发了该怎么治疗?

对于根治术后生化复发病人选择的治疗方法目前还有一些争议，可供选择的方法包括观察等待、挽救性放疗、内分泌治疗。对生化复发病人，无法明确有无临床复发，通过上述预测肿瘤是局部复发还是广泛转移的方法综合分析。局部复发可能性大者可选用观察等待治疗或挽救性放疗，广泛转移可能性大者可选用内分泌治疗。如果已明确临床局部复发应选用挽救性放疗，如已临床广泛转移则应采用内分泌治疗。

204. 什么叫前列腺癌放射治疗后复发?

前列腺癌放射治疗后复发包括生化复发、临床局部复发和远处转移。生化复发是肿瘤进展发生临床局部复发和远处转移的前兆。

205. 前列腺癌放疗后复发如何治疗?

生化复发的病人通过恰当的诊断评估后，针对不同的病人选择观察等待治疗或其他合适的治疗方法。局部复发的病人可以选用挽救性治疗、内分泌治疗等。远处转移的病人则只能选用内分泌治疗。

206. 前列腺癌内分泌治疗的机制是什么?

内分泌治疗的目的是降低体内雄激素浓度、抑制肾上腺来源雄激素的合成、抑制睾酮转化为双氢睾酮或阻断雄激素与其受体的结合，以抑制或控制前列腺癌细胞的生长。

207. 如何进行前列腺癌的内分泌治疗？

对激素敏感型晚期前列腺癌病人以内分泌治疗为主，内分泌治疗的方法包括去势（手术去势或药物去势）、阻断雄激素和受体结合治疗。手术去势或药物去势的疗效基本相同。但几乎所有病人最终都会发展为激素非依赖性前列腺癌或激素抵抗性前列腺癌。对激素非依赖性前列腺癌病人可采用二线内分泌治疗。对激素抵抗性前列腺癌病人应持续保持去势状态，同时采用以多烯紫杉醇、米托蒽醌为基础的化疗。对于有骨转移的前列腺癌病人应联合骨保护剂（主要是双膦酸盐类药物）治疗，预防和降低骨相关事件、缓解骨痛、提高生活质量、提高生存率。

208. 什么是前列腺癌的辅助内分泌治疗？

前列腺癌的辅助内分泌治疗是指前列腺癌根治性切除术后或根治性放疗后，辅以内分泌治疗。目的是治疗切缘残余病灶、残余的阳性淋巴结、微小转移病灶，提高长期存活率。

209. 什么是根治术前新辅助内分泌治疗？

根治术前新辅助内分泌治疗在根治性前列腺切除术前，对前列腺癌病人进行一定时间的内分泌治疗，以缩小肿瘤体积、降低临床分期、降低前列腺切缘肿瘤阳性率，进而提高生存率的方法。适合于 T_2、T_{3a} 期。采用 LHRH-a 和抗雄激素的 MAB 方法，也可单用 LHRH-a、抗雄激素药物或雌二醇氮芥，但 MAB 方法疗效更为可靠。时间为 3 ~ 9 个月。新辅助治疗可能降低临床分期，可以降低前列腺切缘肿瘤的阳性率，降低局部复发率，长于 3 个月的治疗可以延长无 PSA 复发的存活期，而对总存活期的作用需更长时间的随访。新辅助治疗不能减少淋巴结和精囊的浸润。

210. 什么叫去势抵抗性前列腺癌?

去势抵抗性前列腺癌（castrate-resistant prostate cancer，CRPC）定义为：经过初次持续雄激素剥夺治疗（ADT）后疾病依然进展的前列腺癌。应同时具备以下条件：

（1）血清睾酮达去势水平（< 50ng/dl 或 1.7mmol/L）。

（2）间隔 1 周，连续 3 次 PSA 上升，较最低值升高 50% 以上。

211. 去势抵抗性前列腺癌如何治疗?

对于 CRPC 的病人，雄激素受体仍有活性，因此必须继续雄激素抑制治疗。采用药物去势的病人若血清睾酮未达去势水平，则应行手术去势或雄激素治疗，使睾酮达去势水平。醋酸阿比特龙可阻断包括睾丸、肾上腺和前列腺癌细胞来源的雄激素生物合成，从而最大限度地降低体内乃至肿瘤细胞内的雄激素水平。

212. 前列腺癌骨转移如何治疗?

对于有骨转移的激素非依赖前列腺癌的治疗目的主要是缓解骨痛，预防和降低骨相关事件（skeletal related events，SREs）的发生，提高生活质量，提高生存率。治疗方法如下：

（1）内分泌治疗。

（2）化疗。

（3）分子靶向和免疫治疗。

（4）双膦酸盐治疗。

（5）放疗。

（6）外科治疗。

（7）癌痛治疗。

（8）定期复查。

213. 前列腺癌的并发症有哪些?

（1）急性精囊炎、附睾炎及输精管炎　前列腺的急性炎症很容易扩散至精囊，引起急性精囊炎。同时细菌可逆行经淋巴管进入输精管的壁层及外鞘导致附睾炎。

（2）精索淋巴结肿大或有触痛　前列腺与精索淋巴在骨盆中有交通支，前列腺急性炎症时波及精索，引起精索淋巴结肿大且伴有触痛。

（3）性功能障碍　急性炎症期，前列腺充血、水肿或有小脓肿形成，可有射精痛、疼痛性勃起、性欲减退、性交痛、阳痿、血精等。

（4）急性尿潴留　急性前列腺炎引起局部充血、肿胀、压迫尿道，以致排尿困难，或造成急性尿潴留。

（5）其他　急性前列腺炎严重时可伴有腹股沟牵涉痛，严重者可有肾绞痛。

214. 前列腺癌术后并发症有哪些?

（1）尿失禁　根治性前列腺切除术后膀胱受到牵引，导致容量变小，造成尿频。在摘除前列腺时，如果损伤的尿道外括约肌，使其紧张程度减缓，会引起尿失禁。一般情况下，如果尿道括约肌、神经功能恢复，就会痊愈，但是对于切除范围大或者年龄较大的病人，症状不易改善。尿失禁注意提肛锻炼。

（2）阳痿　研究表明，前列腺癌术后出现阳痿的病人达 79.6%，这是因为在手术过程中不仅会损害到前列腺组织，还会对尿道、淋巴结、精囊等周围的神经、肌肉造成损害，导致出现阳痿症状。但是随着医疗水平的提高，采用保护神经血管束的根治性的手术方法，能够基本保证阴茎勃起功能，在很大程度上降低了阳痿发生率。

在出现以上症状时，要做好治疗或护理，比如对尿失禁病人可采用药物安定作用稳定膀胱肌肉功能，以提高尿道外括约肌能力；对阳痿病人则要注意日常心理护理。

215. 内分泌治疗的并发症有哪些?

内分泌治疗阻断了体内的雄激素，会产生一种相反的作用，最明显的就是男性女性化，可能会出现双侧乳房增生、体弱、出虚汗、潮热这样的副反应。另外，抗雄激素的药物，与前列腺细胞上的雄激素受体竞争，也是阻断了雄激素，这些药物对肝功能有一定的损害，服药需要注意复查肝脏功能。

216. 前列腺癌病人的预期寿命如何?

总的来说，前列腺癌晚期能活多长因治疗综合疗效及身材性能而异，只要采用合适的治疗方法积极治疗，均可改良症状，延长生存期。晚期前列腺癌病人应该保持开朗心态，积极配合治疗。随着治疗方法的不断改良，新的治疗方法和药物越来越多地应用于晚期前列腺癌的治疗中，前列腺癌晚期病人的生存期已明显高于以前。前列腺癌病人不要被困于前列腺癌晚期能活多长而影响治疗心情。前列腺癌晚期到底能活多长对于任何一个肿瘤病人都是不能确定的答案，尽快接受正规的治疗才是最主要的。

217. 前列腺癌病人临床分期与预期寿命间有什么关系?

前列腺癌的发展过程差异很大，据相关材料分析：

（1）A_1 期　发生转移的机会为 8%，10 年生存率为 98%。

（2）A_2 期　30% 发生远处转移，10 年生存率为 80%。

（3）B_1期　30%在5年内发生转移，5年生存率为80%。

（4）B_2期　80%在5～10年发生转移，10年生存率为30%。

（5）C期　50%在5年内转移，10年生存率为25%。

（6）D_1期　85%在5年内远处转移，5年生存率为25%。

（7）D_2期　3年生存率为50%，5年生存率为20%；10年生存率为10%。

218. 前列腺癌病人复诊内容与复诊时间有何要求?

复诊内容：有关的临床症状、血清PSA、直肠指检。

复诊时间：接受治愈性治疗的前列腺癌病人出院后，应该每月复诊一次；1年后每3个月进行一次；2年后，每6个月复诊一次；5年后，每年复诊一次。接受内分泌治疗的病人应该每3个月复诊一次，治疗开始后前3个月应每个月检查一次肝功能，以后每3～6个月检查一次。在治疗后的前2年内，根治性前列腺切除术的病人容易出现尿失禁和勃起功能障碍，因此需根据病人的临床特点和变化，对复诊方案做出调整。可通过做同位素骨扫描、B超等辅助检查，了解是否有骨、肺、肝等脏器转移。

219. 前列腺癌病人日常生活中应注意哪些事项?

（1）合理饮食　不要偏食，多吃高蛋白、维生素、低动物脂肪、易消化的食物及水果、蔬菜；少吃熏烤、腌泡、油炸、盐渍及辛辣食品，远离烟、酒，多饮绿茶，主食粗细粮搭配，保证身体营养平衡。

（2）适量运动　在身体状况允许的情况下，适量地做些运动，特别是游泳。每日游泳30分钟，以促进前列腺局部血液和淋巴循环，使前列腺液分泌更旺盛，有助于前列腺炎症的消退。但是运动时也要注意控制运动量，特别是有骨转移的病人应避免剧烈运动，以免发生骨折。

220. 前列腺癌病人饮食方面需要注意哪些事项?

（1）低脂饮食　为了减少饮食中脂肪的摄入，应该低脂食物，食物中少加油，吃瘦肉。

（2）多吃豆类和蔬菜　大豆中的异黄酮能降低雄性激素的破坏作用，并抑制和杀死癌细胞。白菜、菜花、西兰花等蔬菜也有防治前列腺癌的功效。另外，亚麻籽、西红柿对前列腺癌有防治作用。

（3）绿茶　对防治前列腺疾病起到一定作用。随着喝茶的数量和时间递增，绿茶的作用就表现得越明显。多饮酒容易使前列腺充血。

（4）钙　每日吸入 2 克以上的钙可导致前列腺的风险增加 3 倍。但为了骨骼健康和预防骨质疏松，每日适量的钙是必要的，建议每日吸入 1 ~ 1.2 克钙。

221. 什么样的饮食结构对前列腺癌病人最有益?

（1）热量　要保持一定的平衡，不能吃过高热量的食物。调查显示，前列腺癌病人中日常摄入高热量食物的病人明显多于低热量饮食的病人。

（2）脂肪　前列腺癌后是更需要营养的补充，但是要合理搭配。在饮食方面，日常摄入少量脂肪、过多谷类、新鲜蔬果以及大豆类食物的地区为疾病的低发区。相反，摄入过多牛、羊肉等动物脂肪类的食物及其所附带植物油的地方都是疾病的高发区。

（3）维生素　维生素 A 可以有效预防疾病的发生，它在正常组织中的浓度比癌细胞高出 5 ~ 7 倍。维生素 D 也能够减轻疾病对身体带来的危险性，维生素 C、E 可以有效地抑制癌肿细胞的滋长和分化，是非常重要的抗氧化剂。

（4）其他　前列腺癌病人，对于番茄素也应该适量地进行摄取，例如番茄、西瓜等。研究表明，常吃豆类食品的男性和吃豆类食物较少的男性相比，发病的几率较低。因为豆类食品中含有植物的雌激素，能够有效地降低雄激素带来的致癌危险。富含足量黄酮醇儿茶酸类的茶叶能够有效地抑制疾病的恶化，预防疾病的发生。

222. 前列腺癌病人如何安排饮食?

（1）饮食搭配合理，营养要均衡，保证合理摄入充足的营养，保证热能和蛋白质的摄入。每餐中要有一定量的优质蛋白，可选用鸡、鱼、牛奶、豆制品等。经常选用具有防癌、抗癌作用的食物，这些食物包括多种食用菌、某些海产品及多种蔬菜和水果等。

（2）少用辛辣调味品，如肉桂、茴香、肉蔻等。过量使用这些食物可促进癌症的发生。不吃或少吃可能引起癌症的膳食，如盐腌食物、熏制品及发霉食物等。

（3）采取少吃多餐的进食方式。由于病人一般身体比较虚弱，为减轻胃肠道负担，增加营养素吸收，每日可进餐 4 次或 5 次，每次吃八成饱。饭后根据身体情况进行适宜的活动。

223. 哪些食物可以提前预防前列腺癌?

（1）橘子　橘子中含有橘红素、川皮苷和维生素 C。研究发现含有大量维生素 C 的饮食会使患前列腺癌的几率降低 23%。

（2）番茄　番茄含有大量胡萝卜素，它可帮助身体吸收番茄里的番茄红素，会把前列腺癌的几率降低 32%。

（3）全麦玉米饼　全麦玉米饼中含有可溶性纤维素，研究表明含有充分可溶性纤维素的食物可降低体内的前列腺特异性抗原（PSA）水平。

（4）椰菜　吃椰菜的男性患前列腺癌的几率比普通人要少 41%。

（5）鸡肉　资料显示，连续 41 年补充摄入足量硒的男性死于前列腺癌的可能性比普通人要低 63%。

（6）西瓜　同番茄一样，西瓜也含有大量的番茄红素。

（7）麦芽菌　麦芽菌含有大量的维生素 E 和锌。如果每日补充维生素 E 和锌，患前列腺癌的几率会分别降低 20% 和 45%。

224. 前列腺癌病人如何进行运动调养？

前列腺癌病人除进行必要的规范化治疗以外，日常生活尤其是日常运动调养是非常重要的。研究表明，运动康复对前列腺疾病的预防和治疗都极为重要。

研究显示：积极参加健身锻炼，有助于延缓前列腺癌症细胞的扩散。运动项目包括散步、跑步、游泳、打网球、骑自行车和体操等。65 岁以上的男性，频繁参加体育活动的人，患前列腺癌的几率比常人低了 70% 左右。体育锻炼能提高抗病能力，可以改善血液循环，使前列腺液分泌更旺盛，有助于前列腺的炎症消退。此外，多参加锻炼还能将药物更迅速地送到前列腺腺体内，从而提高药物的疗效。

运动锻炼是前列腺疾病病人积极有效的康复手段和干预措施。通过系统体育锻炼可改善前列腺的血流分布从而维持或增加前列腺的供氧，加速前列腺的营养代谢；运动锻炼可以很好地改善前列腺病人的前列腺血液循环，减少或消除会阴区疼痛症状，提高病人生活质量。

225. 前列腺癌病人运动调养的原则有哪些？

运动固然对前列腺癌病人有好处，但运动不当会给前列腺癌病人带来危害。因此，前列腺癌病人在参加体育运动时，注意遵循以下原则：

（1）运动前后避免冷热刺激　精神紧张、情绪激动均可使血中儿茶酚胺增加，血管扩张。加上运动可增加前列腺的血液流量，但突然的冷热刺激可以导致前列腺不能适应周围环境变化而加重病情。

（2）运动前不宜饱餐　因为进食后人体内血液体供应需重新分配，

流至胃肠帮助消化的血量增加，而泌尿系统供血相对减少，易引起前列腺相对供血不足，运动可能加重前列腺炎症状。

（3）运动要坚持　运动要循序渐进，持之以恒。平时不运动者，不要突然从事剧烈的运动。

（4）运动时着衣合适　穿得太厚或太薄均可影响前列腺代谢。

（5）运动后避免吸烟　有些人常把吸烟作为运动后的一种休息方法，这是十分有害的。运动后心脏有一个运动后易损期，吸烟易使血中游离脂肪酸上升和释放儿茶酚胺，加上尼古丁的作用而加重病情。

（6）对运动项目进行必要的选择　可能使前列腺部位直接和持续受到压迫的运动项目不宜选择，如骑自行车、摩托车、骑马、赛车等骑跨运动。由于骑自行车等运动都要采取骑跨式的坐位，会阴、尿道和前列腺直接受到压迫，加上运动时的颠簸摩擦，必然会引起前列腺的充血水肿，加重病情。

（7）合理选择运动强度　需根据自己的习惯和年龄来调节运动强度，不可太剧烈，不宜做竞技类体育运动。剧烈运动会造成前列腺的充血、水肿，诱发前列腺疾病。因此，运动量的大小和运动强度都要适度，最好每日坚持半小时左右。

226. 如何早期发现前列腺癌?

最有效的检查方法是做直肠指检、PSA 监测、超声检查。国内专家共识是对于 50 岁以上有下尿路梗阻症状的男性常规进行直肠指检和 PSA 监测，对于有前列腺癌家族史的男性人群，应该从 45 岁开始定期检查。

超声检查是前列腺癌的最常规的筛查方法。PSA 检测费用便宜，也可用于前列腺肿瘤的筛查。由于一些前列腺疾病比如良性前列腺增生、炎症也会影响到 PSA 的指标，因此发现 PSA 异常之后并不能确诊是癌，必须借助影像学检查手段如超声、磁共振等明确癌灶是否存在及其大小和侵犯范围。

直肠指检等压迫前列腺的行为可能暂时性地使 PSA 值升高，因此最好 3 ~ 5 日之后再做。穿刺活检仍是明确究竟有无癌灶并对癌灶评估和分期必不可少的方法。

227. 前列腺癌的预防方法主要有哪些?

（1）多吃富含蛋白质的豆类制品，可降低前列腺癌的发病率。在饮食总热量中脂肪所占的比率以 10% ~ 20% 比较理想。

（2）要少吃辛辣和刺激性食物，要多吃清淡、易消化的食物，多吃新鲜蔬菜，禁烟、禁酒，并保持大便的畅通。

（3）平时要多饮水，多排尿。排尿有冲洗尿道的作用，可帮助前列腺排出过多的分泌物，可预防前列腺感染。

（4）要保持心情舒畅，注意个人卫生。保持充足的睡眠，有节制的性生活和乐观向上的心态很重要，坚持热水洗浴，尽量不要穿牛仔裤或过紧的裤子。

（5）要避免对前列腺进行压迫。不要久坐不动，要适当休息并及时变换体位，避免前列腺的局部充血的现象。

（6）要适当进行体育锻炼，可增强身体的免疫力和抗病能力。经常锻炼腹部、大腿及臀部可使前列腺得到按摩，改善血液循环和淋巴循环，有利于增强内部抵抗力并减少前列腺癌的发病率。